PERIKARDITLAR

O'quv qo'llanma

Turdaliyev Samandar Bahodir o'g'li

Perikarditlar

by: Turdaliyev Samandar Bahodir O'g'li

Edition: November '2025

Publisher:

Taemeer Publications LLC (Michigan, USA / Hyderabad, India)

ISBN 978-93-6908-564-4

Book	:	**Perikarditlar**
Author	:	Turdaliyev Samandar Bahodir O'g'li
Publisher	:	Taemeer Publications
Year	:	'2025
Pages	:	120
Title Design	:	*Taemeer Web Design*

KIRISH

Perikarditlar – bu yurak perikardining yallig'lanish jarayoni bo'lib, u turli etiologik omillar ta'sirida yuzaga keladi. Perikard yurakni o'rab turgan seroz qop bo'lib, uning asosiy vazifasi – yurakning mexanik himoyasini ta'minlash, yurak qisqarishlarining optimal sharoitini yaratish va yurak faoliyatini tartibga solishda yordam berishdir. Perikardning yallig'lanishi yurak qoplamasining suyuqlik bilan to'lishi, qattiqlashishi yoki fibrozlashishi kabi o'zgarishlarni keltirib chiqaradi. Shu sababli perikarditlar yurak funksiyasiga bevosita ta'sir ko'rsatadi va klinik jihatdan ahamiyatli hisoblanadi.

Epidemiologik ma'lumotlarga ko'ra, perikarditlar butun dunyoda keng tarqalgan kasallik bo'lib, yoshi va jinsidan qat'i nazar yuzaga kelishi mumkin. Yosh kattalashgani sayin kasallik surunkali shaklda ko'proq uchraydi. Akut perikarditlar asosan virusli infektsiyalar, bakterial kasalliklar, travmalar yoki postoperatsion holatlar bilan bog‘liq bo‘ladi. Shu bilan birga, autoimmun kasalliklar va metabolik buzilishlar ham perikarditlarning sababchisi bo‘lishi mumkin. Epidemiologik tadqiqotlar shuni ko‘rsatadiki, erkaklarda perikarditlar ayollarga nisbatan bir oz ko‘proq uchraydi, ayniqsa 20–50 yosh oralig‘ida.

Klinik ahamiyat nuqtai nazaridan perikarditlar yurak faoliyatining buzilishi, tamponad rivojlanishi va qistiruvchi perikarditga o‘tishi xavfi bilan bog‘liq. Kasallikning erta bosqichida og‘riq, nafas qisilishi va yurak urishining o‘zgarishi kabi simptomlar namoyon bo‘ladi. Bemorlar ko‘pincha ko‘krak sohasida siqilish, orqa yoki bo‘yin sohasiga tarqaluvchi og‘riqni his qiladilar. Bu holat yurakning mexanik qiyinchiliklari va perikardial suyuqlik yig‘ilishi bilan bog‘liq. Shu sababli perikarditni vaqtida aniqlash va davolash kasallik prognozi uchun muhim ahamiyatga ega.

Perikarditlarning klinik ahamiyatini oshiruvchi omillar qatoriga quyidagilar kiradi: surunkali kasalliklar, autoimmun jarayonlar, revmatizm, gepatit va tuberkulyoz kabi yuqumli kasalliklar, shuningdek, yurak jarrohliklari va travmalar. Bunday holatlarda perikard yallig'lanishi tez rivojlanadi va asoratlar xavfi ortadi. Shuning uchun tibbiyot amaliyotida perikarditlarni tezkor aniqlash, diagnostika qilish va muvofiqlashtirilgan davolash strategiyasini ishlab chiqish juda muhim.

Perikarditlar kasalliklarining patofiziologiyasini tushunish, endokrin tizim, immunitet va yurak muskullarining o'zaro ta'sirini bilishni talab qiladi. Masalan, yallig'lanish jarayoni sitokinlar, prostaglandinlar va boshqa biologik faol moddalar orqali amalga oshadi. Bu moddalar perikard to'qimasida shish, qizil rang, issiqlik va og'riq keltirib chiqaradi. Shu bilan birga, perikardial suyuqlik yig'ilishi yurakning qisqarishini cheklaydi, bu esa qon aylanishini buzadi va yurak yetishmovchiligi rivojlanishiga olib keladi.

Klinik amaliyotda perikarditlarning erta diagnostikasi va kasallikning turini aniqlash juda muhimdir. EKG, rentgen, EKK va MRI kabi diagnostika usullari yordamida perikardial yallig'lanish va suyuqlik yig'ilishini aniqlash mumkin. Laboratoriya ko'rsatkichlari, jumladan, CRP va leukotsitlar miqdori yallig'lanish jarayonining darajasini baholashga yordam beradi. Shuningdek, differensial diagnostika yurak infarkti, miokardit va plevrit kabi boshqa kasalliklardan ajratib turadi.

Perikarditlar – yurak funksiyasiga bevosita ta'sir qiluvchi yallig'lanish kasalliklari bo'lib, ularning erta aniqlanishi, etiologiyasini aniqlash va muvofiqlashtirilgan davolash strategiyasi ishlab chiqish klinik jihatdan juda muhimdir. Epidemiologik ma'lumotlar, patofiziologik mexanizmlar va klinik simptomlar perikarditlarni chuqur o'rganish zarurligini ko'rsatadi.

Perikarditlar klinik va morfologik jihatdan turli shakllarga bo'linadi. Bu turlarni aniqlash kasallikning prognozi, davolash strategiyasi va asoratlarni oldini olishda muhim ahamiyatga ega. Asosiy tasnifga ko'ra, perikarditlar akut, surunkali, qistiruvchi va seroz shakllariga bo'linadi.

Akut perikardit odatda 2–4 haftagacha davom etadi va ko'pincha virusli infektsiyalar, bakteriyalar, travmalar yoki postoperatsion holatlar bilan bog'liq. Akut perikarditda og'riq kuchli va to'satdan boshlanadi, ko'krak sohasida siqilish va nafas qisilishi kuzatiladi.

Diagnostikada EKGda ST segmentining ko‘tarilishi, EKKda perikardial suyuqlik yig‘ilishi aniqlanadi. Bu shakl o‘z vaqtida davolansa, ko‘pincha to‘liq tiklanadi, ammo davolanmasa surunkali shaklga o‘tishi mumkin.

Surunkali perikardit 3 oy yoki undan ko‘proq davom etadigan yallig‘lanish jarayonidir. Surunkali perikardit ko‘pincha autoimmun kasalliklar, surunkali infektsiyalar yoki metabolik buzilishlar bilan bog‘liq. Bu holatda perikard qattiqlashadi, fibrozlashadi va yurakning qisqarishini cheklaydi. Surunkali perikarditning asoratlari orasida yurak yetishmovchiligi va tamponad xavfi yuqori bo‘ladi.

Qistiruvchi perikardit perikardning fibrozlashuvi va elastikligining pasayishi natijasida yuzaga keladi. Bunda perikardiyal qop yurak qisqarishiga qarshilik ko‘rsatadi, natijada yurak yetishmovchiligi rivojlanadi. Qistiruvchi perikardit ko‘pincha surunkali yallig‘lanish yoki postoperatsion jarayonlar natijasida kelib chiqadi. Bu shaklning klinik ahamiyati juda katta, chunki u jiddiy yurak disfunktsiyasi bilan kechadi va jarrohlik aralashuvini talab qiladi.

Seroz perikardit esa yallig'lanish jarayoni bilan birga perikardiyal suyuqlik yig'ilishi bilan xarakterlanadi. Seroz perikardit virusli infektsiyalar, revmatizm yoki allergik reaksiyalar natijasida kelib chiqadi. Seroz shakl ko'pincha og'riqsiz yoki minimal simptomatik bo'lib, EKK orqali aniqlanadi. Shu bilan birga, seroz perikardit uzoq davom etsa, tamponad xavfi yuzaga keladi.

Perikarditlarning turli turlarini aniqlash kasallikning etiologiyasini aniqlash va davolashni tanlashda muhimdir. Masalan, virusli perikardit odatda simptomatik terapiya bilan davolanadi, bakterial shakllarda esa antibiotiklar qo'llaniladi. Autoimmun perikarditlarda esa steroid va immunomodulyatorlar samarali bo'ladi. Shu sababli kasallik turlarini to'g'ri tasniflash klinik amaliyotda asosiy bosqich hisoblanadi.

Perikarditlarni chuqur o'rganish yurak patologiyalari bilan bog'liq kasalliklar diagnostikasini osonlashtiradi. Shu bilan birga, perikarditlarning oldini olish, profilaktika va surunkali shakllarini boshqarish imkoniyatini beradi. Epidemiologik tadqiqotlar ko'rsatadiki, vaqtida tashxis qo'yilgan perikarditlar ko'pincha muvaffaqiyatli davolanadi, asoratlar xavfi minimal bo‘ladi va bemorning hayot sifati saqlanadi.

Perikarditlar turli turlarga bo‘linadi, ularning har biri o‘ziga xos etiologiya, patogenez va klinik namoyon bo‘lishi bilan farqlanadi. Akut, surunkali, qistiruvchi va seroz perikarditlarni aniqlash kasallik prognozi, davolash strategiyasi va asoratlarni oldini olish uchun muhimdir. Shu bilan birga, bu bilimlar tibbiy amaliyotda diagnostika va terapiya jarayonini samarali tashkil etishga yordam beradi.

1-MAVZU. Perikarditlar tushunchasi va epidemiologiyasi

Perikarditlar – bu yurakni o‘rab turgan perikard qoplamining yallig‘lanish jarayoni bo‘lib, u turli sabablarga ko‘ra rivojlanadi. Perikard yurakning mexanik himoyasini ta’minlash, yurak qisqarishlarini tartibga solish va yurak faoliyatini osonlashtirish kabi vazifalarni bajaradi. Perikarditlar esa bu funksiyalarning buzilishiga olib keladi, shu sababli yurak yetishmovchiligi, tamponad yoki qistiruvchi perikardit kabi og‘ir asoratlar rivojlanishiga sabab bo‘lishi mumkin.

Kasallik turlari klinik va etiologik jihatdan farq qiladi. Akut perikarditlar ko‘pincha virusli yoki bakterial infektsiyalar, travmalar, yurak jarrohliklaridan keyingi holatlar natijasida yuzaga keladi. Surunkali perikarditlar esa uzoq davom etadigan yallig‘lanish jarayoni bilan xarakterlanadi va ko‘pincha autoimmun kasalliklar yoki metabolik buzilishlar bilan bog‘liq bo‘ladi. Qistiruvchi perikarditda perikard qattiqlashadi va elastikligi kamayadi, bu yurak qisqarishini cheklaydi va asoratlar xavfini oshiradi. Seroz perikardit esa perikardial bo‘shliqdagi suyuqlik yig‘ilishi bilan namoyon bo‘ladi, ko‘pincha virusli yoki revmatik kasalliklar bilan bog‘liq.

Epidemiologik nuqtai nazardan, perikarditlar butun dunyoda keng tarqalgan kasalliklar sirasiga kiradi. O‘rta yoshdagi erkaklarda ko‘proq uchraydi, ayniqsa 20–50 yosh oralig‘ida. Akut perikarditlar kattalar va bolalar orasida ham keng tarqalgan bo‘lsa, surunkali shakllar asosan kattalar va immun tizimi buzilgan bemorlarda kuzatiladi. Jahon sog‘liqni saqlash tashkilotining ma’lumotlariga ko‘ra, yurak yetishmovchiligi bilan kasallangan bemorlarning 5–10 foizida perikardit alomatlari ham mavjud.

Perikarditlar tez-tez yurak kasalliklaridan farqlanishi qiyin bo‘lgan simptomlar bilan namoyon bo‘ladi. Kasallikning erta bosqichida ko‘krak sohasida siqilish, yurak urishining o‘zgarishi, nafas qisilishi va charchoq kabi belgilari kuzatiladi. Bemorlar og‘riqni ko‘krakning o‘ng va chap tomoniga, orqa yoki bo‘yin sohasiga tarqalishi sifatida his qilishi mumkin. Bu holat perikardiyal yallig'lanish va suyuqlik yig'ilishi bilan bog'liq bo'lib, yurakning mexanik ishlashini cheklaydi.

Perikarditlarning epidemiologiyasi va klinik ahamiyati sog'liqni saqlash tizimida katta rol o'ynaydi. Tez-tez uchraydigan perikarditlar, ayniqsa yuqumli va autoimmun shakllar, global miqyosda kasallikning og'irligini oshiradi. Shu bilan birga, perikarditlar ko'pincha boshqa yurak patologiyalari bilan birga keladi, masalan, miokardit, infarkt yoki revmatik kasalliklar. Shuning uchun tibbiy amaliyotda perikarditlarni erta aniqlash va to'g'ri diagnostika qilish kasallik prognozi uchun muhim hisoblanadi.

Perikarditlar rivojlanish mexanizmi sitokinlar, prostaglandinlar va boshqa biologik faol moddalar orqali amalga oshadi. Bu moddalar yallig'lanish jarayonini rag'batlantiradi, perikard to'qimasida shish, qizil rang, issiqlik va og'riqni keltirib chiqaradi. Shu bilan birga, perikardial suyuqlik yig'ilishi yurak qisqarishini cheklaydi, bu esa qon aylanishini buzadi va yurak yetishmovchiligi rivojlanishiga olib keladi.

Perikarditlarning klinik ko'rinishlari va epidemiologik ma'lumotlari kasallikni samarali boshqarish uchun zarur bo'lgan bilimlarni beradi. Shu jumladan, kasallikning og'irligi, davomiyligi, asorat xavfi va bemorning hayot sifati prognozini aniqlash imkonini beradi. Epidemiologik tadqiqotlar shuni ko'rsatadiki, perikarditlar rivojlanishi ko'pincha infektsion kasalliklar, autoimmun kasalliklar, travmalar va yurak jarrohliklari bilan bog'liq.

Shu bois perikarditlarni o'rganish yurak kasalliklarini davolash va profilaktika qilishning asosiy qismidir. Bu kasalliklarni erta aniqlash, etiologiyasini aniqlash, xavf omillarini baholash va muvofiqlashtirilgan davolash choralarini qo'llash orqali yurak sog'ligini saqlash mumkin.

Perikarditlar tibbiyotda katta ahamiyatga ega bo'lib, ularning epidemiologiyasi va tarqalishi kasallikni aniqlash va davolash strategiyasini ishlab chiqishda muhim omil hisoblanadi. Perikarditlar har yoshda uchrashi mumkin bo'lsa-da, o'rta yoshdagi erkaklarda ko'proq kuzatiladi. Bu epidemiologik ko'rsatkichlar kasallikning etiologiyasi va klinik kechishiga bog'liq. Akut perikarditlar ko'pincha yuqumli kasalliklar (virus, bakteriya) natijasida rivojlanadi, surunkali perikarditlar esa autoimmun kasalliklar va metabolik buzilishlar bilan bog'liq.

Perikarditlarning global epidemiologiyasi tahlil qilinadigan bo'lsa, ularning uchrashi iqtisodiy jihatdan rivojlangan va rivojlanayotgan mamlakatlarda farqlanadi. Yuqumli perikarditlar rivojlanayotgan mamlakatlarda ko'proq uchraydi, chunki infektsiyalar va revmatik kasalliklar tarqalishi yuqori. Rivojlangan mamlakatlarda esa perikarditlar ko'pincha postoperatsion yoki autoimmun jarayonlar bilan bog'liq bo'ladi. Epidemiologik tadqiqotlar shuni ko'rsatadiki, perikarditlar 100 ming aholi uchun 27–50 holatni tashkil qiladi, shu jumladan, surunkali shakllar nisbatan kamroq uchraydi, ammo ularning asoratlari jiddiy hisoblanadi.

Perikarditlarning epidemiologik tahlilida yosh, jins, genetik omillar va asosiy kasalliklar muhim hisoblanadi. Yosh kattalashgani sayin surunkali perikarditlar uchrashi ko'payadi, chunki immun tizimning funktsiyasi o'zgaradi va surunkali kasalliklar rivojlanadi. Jinsiy farqlar ham mavjud: erkaklar o'rtacha ko'proq kasallanishadi, ayniqsa virusli va postinfektsion perikarditlar. Shu bilan birga, genetik predispozitsiya va oilaviy anamnez ham kasallik xavfini oshiradi.

Perikarditlarning epidemiologiyasi va klinik namoyon bo‘lishi orasidagi bog‘liqlik muhimdir. Ko‘p hollarda kasallikning dastlabki bosqichi simptomatik bo‘ladi, shuning uchun bemorlar shikoyat qilmaydi yoki kasallikni kichik og‘riq va charchoq bilan chalkashadi. Shu sababli tibbiyot amaliyotida diagnostika va bemorlarni kuzatish strategiyasi epidemiologik ma’lumotlarga asoslanadi.

Perikarditlar bilan bog‘liq statistik ma’lumotlar kasallikning davolash usullarini optimallashtirish va sog‘liqni saqlash tizimini tayyorlashda yordam beradi. Akut perikarditlar 2–4 haftada tuzaladi, surunkali va qistiruvchi shakllar esa uzoq muddatli monitoring va jarrohlik aralashuvini talab qiladi. Epidemiologik kuzatuvlar, shuningdek, perikarditlar va yurak yetishmovchiligi, tamponad, qistiruvchi perikardit rivojlanishining xavf omillarini aniqlashga yordam beradi.

Shuningdek, epidemiologik tadqiqotlar kasallikning oldini olish strategiyasini ishlab chiqish uchun zarur. Masalan, yuqumli perikarditlar uchun vaksinalar va infektsiyalarni kamaytirish choralarini ko‘rish, surunkali va autoimmun shakllarda esa sog‘lom turmush tarzi va dori terapiyasini qo‘llash muhim hisoblanadi. Profilaktika choralarini joriy etish orqali perikarditlarning kasallanishi va asoratlarini kamaytirish mumkin.

2-MAVZU. Perikardning anatomiya va fiziologiyasi

Perikard yurakni o‘rab turgan qattiq, ammo moslashuvchan seroz qop bo‘lib, uning asosiy vazifasi yurakni mexanik himoya qilish, qisqarish jarayonini tartibga solish va yurakni boshqa mediastinal tuzilmalar bilan to‘g‘ri bog‘lashdir. Perikardning tuzilishi va fiziologiyasi tibbiyot amaliyotida katta ahamiyatga ega, chunki perikard yallig‘lanishi, suyuqlik yig‘ilishi yoki qistiruvchi jarayonlar yurakning normal faoliyatiga jiddiy ta’sir ko‘rsatadi.

Perikard anatomik jihatdan ikki asosiy qatlamdan iborat: tashqi fibroz qatlam va ichki seroz qatlam. **Fibroz perikard** qattiq, elastik tolalardan tashkil topgan va yurakni mediastinumdagi o‘rnida ushlab turadi. Shu qatlam shuningdek, yurakni ortiqcha distensiyadan himoya qiladi. Fibroz perikard o‘ziga xos kuchga ega bo‘lib, yurak qoplamasini mexanik shikastlanishlardan himoya qiladi. Ichki seroz qatlam esa ikki qismga bo‘linadi: parietal va visseral qatlamlar. **Parietal seroz qatlam** fibroz perikard ichki yuzasiga yopishadi, **visseral seroz qatlam (epikard)** esa to‘g‘ridan-to‘g‘ri yurak sathiga yopishadi. Shu qatlamlar orasidagi bo‘shliq **perikardial bo‘shliq** deb ataladi va u kam miqdorda (odatda 15–50 ml) perikardial suyuqlik bilan to‘ldirilgan.

Perikardial suyuqlikning asosiy vazifasi yurakning qisqarish va bo‘shalish harakatlarini silliq amalga oshirishga yordam berishdir. Suyuqlik ikki qatlam orasidagi ishqalanishni kamaytiradi, yurak harakatlanishini osonlashtiradi va mexanik shikastlanish xavfini kamaytiradi. Bundan tashqari, perikardial suyuqlik yurakni atrofdagi tuzilmalar bilan bog‘lab, uning o‘rnini stabil saqlashga yordam beradi.

Perikardning qon ta’minoti va nervlanishi ham uning funktsiyasida muhim rol o‘ynaydi. Perikard fibroz qatlamining qon ta’minoti perikardial arteriyalar orqali amalga oshadi, seroz qatlam esa koronariya arteriyalardan qon oladi. Nerv tarmog‘i esa asosan **frenik nerv** orqali keladi, bu esa perikarddagi og‘riq va reflektor javoblarni tartibga soladi. Shuning uchun perikard yallig‘lanishi yoki jarohati ko‘krak sohasida og‘riqni keltirib chiqarishi mumkin.

Fiziologik jihatdan perikardning roli bir nechta asosiy funksiyalarda namoyon bo‘ladi: birinchidan, u yurakni mexanik himoya qiladi, ikkinchidan, yurakning qisqarish vaqtida optimal hajmni saqlaydi, uchinchidan, yurakning bo‘shashishida ortiqcha kengayishdan himoya qiladi. Perikard bu vazifalarni bajarishda elastik tolalar va seroz qatlamlarining o‘zaro ta’siriga tayangan holda ishlaydi.

Perikardning boshqa tuzilmalarga ta’siri ham katta. U bronxlar, o‘pkalar, qattiq tomirlar va mediastinumdagi boshqa tuzilmalar bilan bog‘langan bo‘lib, yurakning normal joylashuvini saqlashga yordam beradi. Shu bilan birga, perikard yurakdan keluvchi venoz qon oqimini ham tartibga soladi, chunki qattiq perikard yurak hajmining ortiqcha oshishiga qarshilik ko‘rsatadi.

Perikard anatomiyasi va fiziologiyasini o‘rganishda uning patologik holatlari ham muhim ahamiyatga ega. Masalan, perikardial effuziya – suyuqlik ortiqcha yig‘ilishi natijasida yuzaga keladi, bu esa yurak qisqarishini cheklaydi va tamponad xavfini oshiradi. Shu bilan birga, qistiruvchi perikarditda perikard qattiqlashadi, elastikligi kamayadi va yurakning normal ishlashiga to'sqinlik qiladi. Ushbu holatlar perikardning fiziologik mexanizmlarini yaxshiroq tushunishni talab qiladi.

Perikardning anatomik xususiyatlarini tibbiyot amaliyotida baholash uchun turli diagnostika usullari mavjud. EKG, ultratovush, EKK va MRI yordamida perikard qalinligi, suyuqlik miqdori va fibroz o'zgarishlar aniqlanishi mumkin. Shu orqali kasallikning turi va og'irligi aniqlanadi va davolash strategiyasi ishlab chiqiladi. Shuningdek, perikardning funksional ahamiyati yurakning sirkulyatsiyasini optimallashtirish, qon oqimini tartibga solish va yurakni fiziologik mexanik stressdan himoya qilishda namoyon bo'ladi. Yurak qoplamasining elastikligi va suyuqlikning mavjudligi yurakning ish samaradorligini oshiradi va asoratlar xavfini kamaytiradi.

Xulosa qilib aytganda, perikardning anatomik tuzilishi va fiziologiyasi yurak faoliyatini qo'llab-quvvatlash, mexanik himoya qilish va optimal qon aylanishini ta'minlashda muhim rol o‘ynaydi. Ushbu bilimlar perikarditlar, effuziya, qistiruvchi perikardit va boshqa yurak kasalliklarini tushunish va samarali davolash uchun zarur.

Perikard yurakni himoya qilish va uning normal faoliyatini ta’minlash bilan birga, boshqa fiziologik mexanizmlarda ham ishtirok etadi. Masalan, perikard yurakning diastol va sistol fazalarida optimal hajmni saqlashga yordam beradi, bu esa qon aylanishining samaradorligini oshiradi. Perikardial bo‘shliqdagi suyuqlik va perikard qatlamlarining elastikligi yurak qisqarishi vaqtida ishqalanishni kamaytiradi va yurakning bo‘shashish jarayonini yengillashtiradi.

Perikardning tuzilishi va anatomik aloqalari yurak va atrofdagi organlar bilan bog‘liq bo‘lib, bu o‘zaro bog‘lanish yurakni xavfsiz joylashuvda ushlab turishga imkon beradi. Masalan, fibroz qatlamning o‘rni mediastinumdagi katta tomirlar, trakea va o‘pkalar bilan bog‘liq bo‘lib, yurakning ortiqcha harakatlanishining oldini oladi. Shuningdek, perikard yurakning venoz qaytishini tartibga solishda ham muhim rol o‘ynaydi, chunki qattiq perikard yurakning ortiqcha kengayishiga to‘sqinlik qiladi, bu esa venoz qon bosimini barqaror saqlashga yordam beradi.

Perikard anatomiyasining yana bir muhim jihati – uning nerv tarmoqlari. Asosan **frenik nerv** perikardning fibroz va seroz qatlamlarini innervatsiya qiladi. Shu sababli perikard yallig‘lanishi yoki travmasi ko‘krak sohasida kuchli og‘riqni keltirib chiqaradi. Bu og‘riq odatda chap tomonda, bo‘yin, orqa va ba’zan oshqozon sohasiga tarqaladi. Bundan tashqari, perikard reflektor mexanizmlar orqali yurak tezligi va qon bosimini ham nazorat qiladi, bu esa yurak va qon aylanish tizimining uzviyligini ta’minlaydi.

Perikardial suyuqlikning tarkibi va funksiyasi ham muhim. Suyuqlik odatda juda oz miqdorda bo‘ladi, ammo uning sifat va miqdori perikardning ish faoliyatiga bevosita ta’sir qiladi. Suyuqlikning asosiy komponentlari plazma va glyukozaminoglikanlar bo‘lib, ular perikard qatlamlari orasidagi ishqalanishni kamaytiradi va yurak qisqarishini silliq qiladi. Patologik holatlarda, masalan, perikardial effuziya rivojlanganida, suyuqlik miqdori oshadi, bu esa tamponad rivojlanishiga olib keladi. Shu nuqtai nazardan, perikard suyuqligining fiziologik miqdori va tarkibi yurak faoliyatining normal ishlashini ta'minlash uchun muhimdir.

Fiziologik vazifalar jihatidan perikard yurakning mexanik ishini tartibga soladi va ortiqcha stressdan himoya qiladi. Perikard fibroz qatlami yurakning ortiqcha kengayishini cheklaydi, seroz qatlamlar esa ishqalanishni kamaytiradi. Shu bilan birga, perikard yurakni atrofdagi organlardan mustaqil qiladi, bu esa qon aylanishining barqarorligini saqlashga yordam beradi. Masalan, nafas olish jarayonida o'pkalarning kengayishi va qisqarishi yurakka minimal ta'sir qiladi, chunki perikard yurakni barqaror holatda ushlab turadi.

Perikardning boshqa fiziologik funksiyalariga immunologik himoya ham kiradi. Perikard to'qimasi va perikardial suyuqlik yallig'lanish jarayonlarini nazorat qilishga yordam beradi. Perikard yallig'lanishi natijasida hujayralar sitokinlar, prostaglandinlar va boshqa biologik faol moddalarni ishlab chiqaradi, bu esa lokal immun javobni kuchaytiradi va infektsiyalarning tarqalishini cheklaydi. Shu bilan birga, patologik jarayonlar, masalan, surunkali perikardit, immun tizimining noto‘g‘ri faoliyati natijasida rivojlanadi.

Perikard anatomiyasi va fiziologiyasini o‘rganishda diagnostika metodlari muhim ahamiyatga ega. Ultrasonografiya va EKK yordamida perikard qalinligi, suyuqlik miqdori va fibroz o‘zgarishlar aniqlanadi. MRI yordamida esa perikard to‘qimasining strukturasi, elastikligi va patologik jarayonlar baholanadi. Shu orqali kasallikning turi va og‘irligi aniqlanadi va davolash strategiyasi ishlab chiqiladi.

Perikardning fiziologik xususiyatlarini tushunish nafaqat kasalliklarni davolash, balki ularni oldini olish va profilaktika choralarini ishlab chiqishda ham muhimdir. Masalan, jarrohlik amaliyotlarida perikardni himoya qilish va perikardial suyuqlikni saqlash, travmalar va infektsion kasalliklar vaqtida perikardni tezkor nazorat qilish kasallik asoratlarini kamaytiradi.

Shuningdek, perikard yurakning venoz qon qaytishini nazorat qilishda ham muhim rol o‘ynaydi. Qattiq fibroz qatlam yurak hajmining ortiqcha oshishiga to‘sqinlik qiladi va bu venoz bosimni barqarorlashtiradi. Shu bilan birga, perikardial bo‘shliqdagi suyuqlikning ishqalanishni kamaytiruvchi xususiyati yurakning samarali qisqarishini ta’minlaydi.

Xulosa qilib aytganda, perikard anatomiyasi va fiziologiyasi yurak faoliyatini himoya qilish, mexanik stressdan himoya qilish, qon aylanishini barqarorlashtirish va immunologik himoya tizimini qo‘llab-quvvatlashda muhim rol o‘ynaydi. Perikardning tuzilishi, qatlamlari, suyuqlik tarkibi va nerv innervatsiyasi uni nafaqat mexanik, balki fiziologik jihatdan ham murakkab va muhim organ qiladi. Ushbu bilimlar perikarditlar, perikardial effuziya, qistiruvchi perikardit va boshqa yurak kasalliklarini chuqur tushunish va samarali davolash uchun zarurdir.

3-MAVZU. Perikarditlarning turlari va tasnifi

Perikarditlar – yurak perikardining yallig‘lanish jarayoni bo‘lib, u turli etiologik va morfologik jihatlarga ko‘ra bir nechta turlarga bo‘linadi. Kasallik turlarini aniqlash kasallikning kechishi, davolash strategiyasi va asoratlarni oldini olishda juda muhim hisoblanadi. Perikarditlarni tasniflashda bir nechta mezonlar ishlatiladi: davomiyligi, etiologiyasi, morfologik xususiyati va klinik kechishi.

Birinchi mezon – **davomiylik**. Shu nuqtai nazardan perikarditlar **akut** va **surunkali** shakllarga bo‘linadi. Akut perikarditlar odatda 2–4 haftagacha davom etadi va ko‘pincha virusli yoki bakterial infektsiyalar, travma, postoperatsion holatlar bilan bog‘liq bo‘ladi. Akut perikarditning asosiy belgilari og‘riq, nafas qisilishi va yurak urishining o‘zgarishi hisoblanadi. Surunkali perikardit esa 3 oy yoki undan ko‘proq davom etadi, u ko‘pincha autoimmun kasalliklar, metabolik buzilishlar yoki surunkali infektsiyalar natijasida yuzaga keladi. Surunkali perikardit ko‘pincha qistiruvchi jarayonlar bilan birga keladi va yurakning qisqarishini cheklaydi.

Ikkinchi mezon – **etiologiya**. Perikarditlar virusli, bakterial, mykobakterial (tuberkulyoz), autoimmun, travmatik va metabolik shakllarga bo‘linadi. **Virusli perikardit** eng ko‘p uchraydigan tur bo‘lib, enteroviruslar, adenoviruslar, influenza va parainfluenza viruslari tufayli kelib chiqadi. **Bakterial perikardit** esa stafilokokk, streptokokk va boshqa bakteriyalar natijasida yuzaga keladi. Tuberkulyoz perikarditi ko‘pincha rivojlanayotgan mamlakatlarda uchraydi va surunkali kechadi. Autoimmun perikarditlar revmatizm, sistemik lupus erythematosus va boshqa autoimmun kasalliklar bilan bog‘liq bo‘ladi.

Uchinchi mezon – **morfologik xususiyatlar**. Shu nuqtai nazardan perikarditlar seroz, fibrinoz, gemorragik, purulent va qistiruvchi turlarga bo‘linadi. **Seroz perikardit**da perikardiyal bo‘shliqda kam miqdorda shaffof suyuqlik yig‘iladi va odatda yengil klinik simptomlar bilan kechadi. **Fibrinoz perikardit**da perikard qatlamlarida fibrin yig‘iladi, bu esa sirtning yallig‘lanishi va perikard qatlamlarining yopishishiga olib kelishi mumkin. **Gemorragik perikardit**da suyuqlik ichida qizil qon hujayralari mavjud bo'lib, u ko'pincha travma, qon ivish buzilishi yoki malign kasalliklar bilan bog'liq bo'ladi. **Purulent perikardit** bakterial infeksiya tufayli yuzaga keladi va odatda og'ir klinik kechadi, tezkor davolashni talab qiladi. **Qistiruvchi perikardit** esa perikard qatlamlarining qattiqlashuvi va elastikligining pasayishi bilan xarakterlanadi, bu esa yurak qisqarishini cheklaydi va asoratlar xavfini oshiradi.

To'rtinchi mezon – **klinik kechish**. Perikarditlar o'z klinik belgilari va rivojlanish sur'atiga ko'ra ham tasniflanadi. **Akut klinik perikardit**da og'riq to'satdan boshlanadi, nafas qisilishi va yurak urishi o'zgaradi. **Surunkali klinik perikardit** esa belgilari sekin namoyon bo'ladi, og'riq va nafas qisilishi kamroq kuzatiladi, ammo qistiruvchi jarayonlar rivojlanishi mumkin. **Qaytalanuvchi perikardit** esa bir necha marta takrorlanadi va kasallikning surunkali shakliga o'tishi xavfi mavjud.

Epidemiologik tadqiqotlar shuni ko'rsatadiki, turli shakllardagi perikarditlar turli hududlarda farq qiladi. Rivojlangan mamlakatlarda virusli va postoperatsion perikarditlar ko'proq uchraydi, rivojlanayotgan mamlakatlarda esa tuberkulyoz va bakterial shakllar ko'p uchraydi. Shu bilan birga, surunkali perikarditlar asosan autoimmun va revmatik kasalliklar bilan bog'liq bo'ladi.

Klinik amaliyotda perikarditlarni tasniflash kasallikning kechishi va davolash strategiyasini belgilashda juda muhimdir. Masalan, seroz perikardit ko'pincha simptomatik terapiya bilan davolanadi, bakterial yoki purulent perikardit esa tezkor antibiotik davolashni talab qiladi. Qistiruvchi perikarditda esa jarrohlik aralashuvi zarur bo'lishi mumkin. Shu sababli perikardit turlarini to'g'ri tasniflash diagnostika va davolashni samarali qilish uchun asosiy bosqich hisoblanadi. Shuningdek, perikarditlar tasnifi ilmiy tadqiqotlar, epidemiologik kuzatuvlar va klinik tajribalarga asoslanadi. Har bir tasnif perikarditning patofiziologiyasini, morfologik o'zgarishlarni va klinik kechishini chuqur tushunishga yordam beradi. Bu esa bemorning holatini baholash, kasallik prognozini aniqlash va davolash strategiyasini ishlab chiqishda muhim ahamiyat kasb etadi.

Perikarditlarni tasniflashning yana bir jihati – ularning jiddiy asoratlari bilan bog'liqligi. Akut va surunkali shakllarda yallig'lanish darajasi va suyuqlik yig'ilishi tamponad xavfini belgilaydi. Qistiruvchi perikardit esa surunkali asorat sifatida yurak qisqarishini cheklaydi va hayotiy xavf tug'dirishi mumkin. Shu sababli tibbiyot amaliyotida turli shakllardagi perikarditlarni to'g'ri aniqlash va monitoring qilish muhimdir.

Perikarditlar ko'p mezonlar bo'yicha turlarga bo'linadi: davomiyligi, etiologiyasi, morfologiyasi va klinik kechishi. Akut, surunkali, qistiruvchi, seroz, fibrinoz, gemorragik va purulent shakllar kasallikni tushunish va davolash strategiyasini ishlab chiqishda asosiy o'rin tutadi. Epidemiologik, morfologik va klinik ko'rsatkichlar kasallikning diagnostikasi, prognozi va davolashini samarali tashkil etishga yordam beradi.

Perikarditlarning tasnifi tibbiy amaliyotda kasallikning kechishi, davolash strategiyasi va asoratlarni oldini olish uchun katta ahamiyatga ega. 1-qismda davomiylik, etiologiya, morfologik xususiyatlar va klinik kechish mezonlari asosida perikarditlar turlari ko'rib chiqildi. Shu qismda esa ushbu turlarni yanada chuqur tahlil qilish, ularning patofiziologiyasi, klinik belgilari va epidemiologik jihatlari haqida so'z boradi.

Akut perikarditlar, odatda, virusli infeksiyalar natijasida yuzaga keladi. Eng ko'p uchraydigan viruslar enteroviruslar, adenoviruslar, parainfluenza va influenza viruslari hisoblanadi. Akut virusli perikardit ko'pincha o'rtacha og'irlikdagi klinik kechadi: ko'krak sohasida keskin, lekin qisqa muddatli og'riq, nafas qisilishi va yurak urishining tezlashishi kuzatiladi. Klinik belgilari odatda bir necha kun yoki hafta davom etadi va ko'pincha simptomatik terapiya bilan yengillashadi.

Bakterial perikardit esa kamroq uchraydi, ammo og'ir kechadi. Stafilokokk, streptokokk va boshqa bakteriyalar sabab bo'ladi. Bakterial perikarditda yuqori harorat, kuchli umumiy charchoq, ko'krak og'rig'i va perikardial effuziya kuzatiladi. Bu shakl tezkor diagnostika va antibiotik davolashni talab qiladi, aks holda purulent perikardit yoki tamponad rivojlanishi mumkin. Shu sababli bakterial perikarditlar tibbiyot amaliyotida yuqori e'tibor talab qiladigan shakllardan hisoblanadi.

Tuberkulyoz perikarditi rivojlanayotgan mamlakatlarda ko'p uchraydi. Tuberkulyoz perikarditi odatda surunkali kechadi va morfologik jihatdan fibrinoz yoki qistiruvchi shaklga o'tadi. Bemorlar sekin rivojlanadigan charchoq, ishtaha yo'qolishi, vazn yo'qotish va ko'krakda noqulaylik his qilishi mumkin. Ushbu shaklni aniqlash va davolash uchun tuberkulyozga qarshi dorilar va ehtiyotkorlik bilan monitoring zarur.

Autoimmun perikarditlar – sistemik lupus erythematosus, revmatik kasalliklar, postmyokard infarkt yoki postoperatsion jarayonlar natijasida yuzaga keladi. Ushbu perikarditlar ko'pincha qaytalanuvchi shaklda kechadi. Autoimmun perikarditda patofiziologik mexanizm organizmning immun tizimining noto'g'ri ishlashi bilan bog'liq bo'lib, perikard to'qimalarida yallig'lanish jarayoni doimiy davom etadi. Bu esa surunkali yallig'lanish va qistiruvchi jarayonlarning rivojlanishiga olib keladi.

Fibrinoz perikardit – seroz va qattiq to'qima qatlamlarida fibrin yig'ilishi bilan xarakterlanadi. Bu tur ko'pincha revmatik kasalliklar, miokard infarkt yoki infektsiyalardan keyin rivojlanadi. Fibrinoz perikarditda perikard qatlamlari orasidagi ishqalanish ortadi, bu esa og‘riq va perikardial yopishmalarni keltirib chiqaradi. Klinik amaliyotda bu tur diagnostika uchun EKK, ultratovush va MRI yordamida aniqlanadi.

Gemorragik perikardit – qon ivish buzilishlari, travma yoki malign kasalliklar natijasida yuzaga keladi. Suyuqlik ichida qizil qon hujayralari mavjud bo‘lib, u tez-tez og‘ir klinik kechadi va tamponad xavfi yuqori bo‘ladi. Shu sababli gemorragik perikarditni aniqlash va davolash vaqtida intensiv nazorat zarur.

Qistiruvchi perikardit – surunkali perikarditning eng jiddiy shakli hisoblanadi. Perikard qatlamlari qattiqlashadi, elastikligi kamayadi va yurak qisqarishi cheklanishi bilan xarakterlanadi. Klinika sekin rivojlanadi: nafas qisilishi, charchoq, oyoq shishishi va yurak yetishmovchiligi belgilari paydo bo‘ladi. Qistiruvchi perikarditni jarrohlik aralashuvi bilan davolash talab qilinadi, chunki dori terapiyasi odatda samarali bo‘lmaydi.

Klinik kechish mezoni bo'yicha qaytalanuvchi perikarditlar alohida e'tiborni talab qiladi. Bu tur bir necha marta takrorlanadi va bemorlar uzoq muddat monitoring va profilaktika choralarini talab qiladi. Qaytalanuvchi perikarditlarda kasallikning etiologiyasi, bemorning immun statusi va oldingi davolash usullari muhim ahamiyatga ega.

Epidemiologik jihatdan perikarditlar turlari hududiy va demografik farqlarga ega. Virusli va postinfektsion perikarditlar rivojlangan mamlakatlarda keng tarqalgan bo'lsa, tuberkulyoz va bakterial perikarditlar rivojlanayotgan mamlakatlarda ko'p uchraydi. Surunkali, qistiruvchi va qaytalanuvchi perikarditlar esa ko'pincha o'rta va katta yoshdagi bemorlarda kuzatiladi, chunki immun tizimi va surunkali kasalliklar ularning rivojlanishiga ta'sir qiladi.

Perikarditlarning turlari va tasnifi tibbiyot amaliyotida diagnostika, davolash va profilaktika choralarini belgilashda asosiy o'rin tutadi. Masalan, seroz perikardit simptomatik davolash bilan yengillashsa, purulent va bakterial shakllar intensiv antibiotik terapiya va ba'zan jarrohlik aralashuvini talab qiladi. Qistiruvchi perikardit esa jarrohlikdan tashqari, uzoq muddatli monitoring va fizioterapiya choralarini talab qiladi. Shuningdek, perikardit turlarini o'rganish ilmiy tadqiqotlar uchun ham muhimdir. Kasallikning etiologiyasi, morfologik o'zgarishlari, klinik kechishi va epidemiologiyasi bo'yicha ma'lumotlar yangi davolash usullarini ishlab chiqish, profilaktika strategiyasini yaratish va bemorlar xavfini kamaytirishga yordam beradi.

Xulosa qilib aytganda, perikarditlarning turlari va tasnifi ko'p mezonlar asosida aniqlanadi: davomiylik, etiologiya, morfologiya va klinik kechish. Akut, surunkali, qistiruvchi, seroz, fibrinoz, gemorragik, purulent va qaytalanuvchi shakllar kasallikni chuqur tushunish, diagnostika qilish va samarali davolashni ta'minlashda asosiy o'rin tutadi. Ushbu tasniflar epidemiologik, patofiziologik va klinik ko'rsatkichlarga asoslanib ishlab chiqilgan bo'lib, perikarditlar bilan bog'liq har qanday tibbiy qaror uchun muhimdir.

4-MAVZU. Perikarditlarning etiologiyasi

Perikarditlar – yurak perikardining yallig'lanishi bilan tavsiflangan kasalliklar bo'lib, ularning rivojlanishida turli etiologik omillar muhim rol o'ynaydi. Etiologiya perikarditlarni tushunish, profilaktika choralarini ishlab chiqish va samarali davolashni belgilashda asosiy ahamiyatga ega. Perikarditlarning etiologiyasini aniqlash ko'plab omillarni, jumladan infektsion, autoimmun, metabolik, travmatik, neoplastik va postoperatsion sabablarni o'z ichiga oladi.

Eng ko'p uchraydigan etiologik omil – **infektsion perikarditlar**. Bularning asosiy guruhi viruslar sababli yuzaga keladi. Viruslar orasida enteroviruslar, adenoviruslar, influenza va parainfluenza viruslari eng keng tarqalgan hisoblanadi. Virusli perikarditlar ko'pincha o'rta yoshdagi bemorlarda, sog'lom insonlarda ham uchrashi mumkin va odatda yengil klinik kechadi. Virusli yallig'lanish perikard to'qimalarining lokal immun javobini rag'batlantiradi va perikardial bo'shliqda kam miqdorda suyuqlik yig'ilishiga olib keladi.

Bakterial perikarditlar kamroq uchraydi, ammo ko'pincha og'ir kechadi. Bakteriyalar orasida stafilokokk, streptokokk, Haemophilus influenzae va boshqa gram-manfiy bakteriyalar eng ko'p uchraydi. Bakterial perikarditning xususiyati – perikardial bo'shliqda purulent suyuqlik to'planishi va yallig'lanish jarayonining tez sur'atda rivojlanishi. Bu tur tezkor diagnostika va antibiotik terapiya talab qiladi, aks holda tamponad yoki qistiruvchi perikardit rivojlanishi mumkin.

Tuberkulyoz perikarditi esa rivojlanayotgan mamlakatlarda muhim etiologik omil hisoblanadi. Mycobacterium tuberculosis tomonidan yuzaga keladi va odatda surunkali kechadi. Tuberkulyoz perikarditi ko'pincha fibrinoz yoki qistiruvchi morfologik shaklga o'tadi, bu esa yurak qisqarishini cheklash va uzoq muddatli asoratlar xavfini oshiradi. Epidemiologik tadqiqotlar shuni ko'rsatadiki, tuberkulyoz perikarditi rivojlanayotgan hududlarda perikarditlar holatining 30–40 foizini tashkil qiladi.

Perikarditlarning **autoimmun etiologiyasi** ham muhimdir. Ushbu tur sistemik lupus erythematosus, revmatik kasalliklar, postinfarkt perikardit va postoperatsion perikardit bilan bog'liq bo'lishi mumkin. Autoimmun jarayonlar perikard to'qimasida yallig'lanishni keltirib chiqaradi va surunkali perikarditning rivojlanishiga sabab bo'ladi. Masalan, postinfarkt perikarditi (Dressler sindromi) miokard infarktidan keyin bir necha hafta ichida yuzaga keladi va immun tizimining noto'g'ri javobi bilan bog'liq.

Metabolik va endokrin omillar ham perikardit etiologiyasida e'tiborga loyiq. Gipotiroidizm, uremiya va boshqa metabolik buzilishlar perikard yallig'lanishini keltirib chiqarishi mumkin. Uremik perikardit odatda buyrak yetishmovchiligi bo'lgan bemorlarda kuzatiladi va dializ terapiyasi bilan birga davolashni talab qiladi. Metabolik perikarditlar ko'pincha surunkali kechadi va qistiruvchi jarayonlar rivojlanish xavfi mavjud.

Travmatik va jarrohlik perikarditlari ham keng tarqalgan etiologik omillar hisoblanadi. Bunda perikard to'qimasiga mexanik zarar yetkazilishi natijasida yallig'lanish jarayoni boshlanadi. Masalan, ko'krak jarrohligi, yurak operatsiyalari, travmatik jarohatlar yoki infarktga qarshi muolajalar perikarditning rivojlanishiga olib kelishi mumkin. Postoperatsion perikarditlar odatda bir necha hafta ichida yuzaga keladi va qaytalanuvchi perikardit shaklida kechishi mumkin.

Neoplastik perikarditlar esa perikardni bevosita yoki metastatik yo‘l bilan zararlanishi natijasida yuzaga keladi. Malign kasalliklar, jumladan, mezotelioma, o‘pka, ko‘krak bezi va limfoma perikardga ta’sir qilishi mumkin. Neoplastik perikarditlarda perikardial bo‘shliqda ko‘pincha gemorragik yoki purulent suyuqlik yig‘iladi va klinik kechishi og‘ir bo‘ladi. Diagnostika uchun EKK, ultratovush, CT va perikard biopsiyasi ishlatiladi.

Radiatsion va toksik perikarditlar ham aniqlangan. Bu tur ko‘pincha radiatsion terapiya olgan saraton bemorlarida uchraydi. Radiatsion perikardit perikard qatlamlarining fibrozlashuvi va elastikligining kamayishiga olib keladi. Shu bilan birga, ayrim kimyoviy moddalar va dorilar (masalan, doxorubicin) perikard yallig‘lanishini keltirib chiqarishi mumkin.

Perikarditning etiologik omillari bir-biri bilan kombinatsiyada ham uchrashi mumkin. Masalan, infektsion perikarditga immun yetishmovchiligi qo'shilishi kasallikning surunkali shaklga o'tish xavfini oshiradi. Shu sababli bemorlarni baholashda barcha etiologik omillarni hisobga olish muhimdir.

Etiologiya bo'yicha perikarditlarni aniqlash nafaqat kasallikni davolash, balki profilaktika choralarini ishlab chiqish va bemor xavfini kamaytirishda ham muhimdir. Infektsion perikarditlar uchun vaksina, antibiotiklar va virusga qarshi dorilar samarali, autoimmun perikarditlar uchun immunosupressiv terapiya, metabolik perikarditlar uchun esa metabolik buzilishlarni davolash asosiy usul hisoblanadi. Xulosa qilib aytganda, perikarditlarning etiologiyasi ko'p omillarga bog'liq: infektsion (virusli, bakterial, tuberkulyoz), autoimmun, metabolik, travmatik, neoplastik va radiatsion/toksik. Etiologiyani to'g'ri aniqlash perikarditni samarali davolash, asoratlar xavfini kamaytirish va profilaktika choralarini ishlab chiqish uchun zarurdir.

Perikarditlarning etiologiyasi murakkab va ko‘p omilli bo‘lib, turli sabablar bir-biri bilan kombinatsiyada kasallikning rivojlanishiga olib kelishi mumkin. 1-qismda asosiy infektsion, autoimmun, metabolik, travmatik, neoplastik va radiatsion omillar ko‘rib chiqildi. 2-qismda esa ushbu etiologik omillarni chuqurroq tahlil qilish, ularning patofiziologik mexanizmlari va epidemiologik ahamiyatini muhokama qilamiz.

Virusli perikarditlarda perikard yallig‘lanishi virusning bevosita hujayralarga ta’siri va immun tizimining javob reaksiyasi bilan bog‘liq. Enteroviruslar va adenoviruslar odatda epikard va perikard qatlamlarida yallig‘lanish jarayonini boshlaydi, bu esa perikardial bo‘shliqda suyuqlik yig‘ilishiga olib keladi. Virusli perikarditlarda bemorlar odatda kuchli holsizlik, ko‘krak qismida og‘riq va nafas qisilishini sezadi. Epidemiologik tadqiqotlar shuni ko‘rsatadiki, virusli perikarditlar rivojlangan mamlakatlarda eng ko‘p uchraydigan etiologik omil hisoblanadi va ko‘pincha o‘rta yoshdagi bemorlarda kuzatiladi.

Bakterial perikarditlarda yallig‘lanish bakteriyalar tomonidan to‘g‘ridan-to‘g‘ri keltiriladi. Stafilokokk va streptokokk kabi patogenlar perikard qatlamlarida purulent jarayonlarni rivojlantiradi. Patofiziologik jihatdan bakterial infektsiya tez sur'atda perikardial bo'shliqda suyuqlik yig'ilishiga olib keladi va tamponad xavfini oshiradi. Bakterial perikardit odatda yuqori harorat, kuchli ko'krak og'rig'i va umumiy holsizlik bilan kechadi. Shu sababli bakterial perikarditni tezkor diagnostika va intensiv terapiya bilan davolash zarur.

Tuberkulyoz perikarditning rivojlanishi tuberkulyoz mikobakteriyalari tomonidan yuzaga keladigan surunkali yallig'lanish jarayoniga bog'liq. Tuberkulyoz perikarditi ko'pincha fibrinoz yoki qistiruvchi morfologik shaklga o'tadi. Epidemiologik jihatdan rivojlanayotgan mamlakatlarda tuberkulyoz perikarditi kasallik holatlarining 30–40 foizini tashkil qiladi. Patofiziologik mexanizm infektsion yallig'lanish va immun javobning kombinatsiyasi natijasida perikard qatlamlarida fibroz jarayonlarni rivojlantiradi.

Autoimmun perikarditlar ko'plab tizimli kasalliklar bilan bog'liq. Sistemik lupus erythematosus, revmatik kasalliklar va postinfarkt perikardit autoimmun mexanizmlar orqali perikard to‘qimasida yallig‘lanish jarayonini keltirib chiqaradi. Immun tizimining noto‘g‘ri ishlashi yallig‘lanish jarayonining surunkali kechishiga va qistiruvchi perikardit rivojlanishiga sabab bo‘ladi. Shu bilan birga, postoperatsion perikarditlar immun javobning ortishi natijasida yuzaga kelishi mumkin, bu esa kasallikning qaytalanuvchi shaklini keltirib chiqaradi.

Metabolik perikarditlar – uremik, gipotiroid, giperlipidemik va boshqa metabolik buzilishlar bilan bog‘liq. Uremik perikardit odatda buyrak yetishmovchiligi bo‘lgan bemorlarda rivojlanadi. Bu tur perikard qatlamlarida yallig‘lanish va suyuqlik yig‘ilishi bilan tavsiflanadi. Metabolik perikarditlarda suyuqlik yig‘ilishi odatda surunkali kechadi va qistiruvchi jarayonlar rivojlanish xavfi mavjud. Shu sababli bu tur bemorlarni muntazam monitoring qilish va metabolik buzilishlarni davolashni talab qiladi.

Travmatik perikarditlar – bu perikardga mexanik zarar yetkazilishi natijasida yuzaga keladi. Jarrohlik amaliyotlari, ko‘krak travmalari, yurak operatsiyalari perikard yallig‘lanishiga sabab bo'lishi mumkin. Shu tur perikarditlarda klinik belgilar jarohat darajasi va perikardiyal suyuqlik yig'ilishi bilan bog'liq bo'ladi. Travmatik perikarditlar ko'pincha qaytalanuvchi yoki surunkali kechadi, bu esa davolash strategiyasini murakkablashtiradi.

Neoplastik perikarditlar – bevosita yoki metastatik kasalliklar natijasida yuzaga keladi. O'pka, ko'krak bezi, limfoma yoki mezotelioma kabi malign kasalliklar perikard to'qimasiga ta'sir qiladi. Bu turda perikardial bo'shliqda gemorragik yoki purulent suyuqlik yig'ilishi kuzatiladi. Diagnostika uchun EKK, ultratovush, CT, MRI va perikard biopsiyasi qo'llaniladi. Neoplastik perikardit odatda og'ir kechadi va davolash murakkab bo'ladi.

Radiatsion va toksik perikarditlar – radiatsion terapiya yoki kimyoviy moddalarga ta'sir natijasida yuzaga keladi. Radiatsion perikardit perikard qatlamlarining fibrozlashuvi va elastikligining pasayishi bilan kechadi. Shu bilan birga, ayrim dorilar (masalan, doxorubicin) perikard yallig'lanishini keltirib chiqaradi. Bunday holatlarda davolash ko'pincha simptomatik va uzoq muddatli monitoringni talab qiladi.

Etiologik omillar bir-biri bilan kombinatsiyada ham uchrashi mumkin. Masalan, infektsion perikarditga immun yetishmovchiligi qo‘shilishi kasallikning surunkali shaklga o‘tish xavfini oshiradi. Shu sababli bemorlarni baholashda barcha etiologik omillarni hisobga olish muhimdir.

Xulosa qilib aytganda, perikarditlarning etiologiyasi ko‘p omilli bo‘lib, infektsion, autoimmun, metabolik, travmatik, neoplastik va radiatsion/toksik sabablarni o‘z ichiga oladi. Etiologik omillarni to‘g‘ri aniqlash kasallikni samarali davolash, profilaktika choralarini ishlab chiqish va bemor xavfini kamaytirish uchun zarurdir. Ushbu bilimlar perikarditning oldini olish va bemorlar salomatligini saqlashda asosiy ahamiyatga ega.

5-MAVZU. Perikarditlarning patogenez va patomorfologiyasi

Perikarditlar yurak perikardining yallig'lanishi bilan tavsiflanadi va ularning rivojlanish mexanizmi – patogenez – turli etiologik omillarning birikmasi natijasida yuzaga keladi. Perikard yallig'lanishining boshlanishi odatda to'qimalarga zarar yetishi, immun javobning faollashishi va mediatorlar orqali yallig'lanish jarayonining rivojlanishi bilan bog'liq.

Perikarditlarning patogenezi bir necha bosqichda kechadi. Birinchi bosqich – **stimulyatsiya**. Bu bosqichda perikard to'qimalariga virus, bakteriya, mikobakteriya, travma yoki boshqa etiologik omil ta'sir qiladi. Infektsion agentlar bevosita perikard hujayralarini zararlaydi va yallig'lanish mediatorlarini ishlab chiqarishga olib keladi. Shu bilan birga, autoimmun jarayonlarda immun tizimi noto'g'ri yo'naltirilgan antigenlar orqali perikard hujayralarini tanib, yallig‘lanishni rag‘batlantiradi.

Ikkinchi bosqich – **yallig‘lanish jarayonining rivojlanishi**. Bu bosqichda neutrofillar, makrofaglar, limfotsitlar va boshqa immun hujayralari perikard qatlamlariga yig‘iladi. Proinflammatory mediatorlar, masalan, sitokinlar (IL-1, TNF-alfa, IL-6) va prostaglandinlar ishlab chiqariladi, bu esa perikardial bo‘shliqdagi shish va suyuqlik yig‘ilishini rag‘batlantiradi. Yallig‘lanish jarayoni turiga qarab seroz, fibrinoz yoki purulent xarakterda bo‘ladi.

Uchinchi bosqich – **perikardial effuziya hosil bo‘lishi**. Yallig‘lanish natijasida perikardiyal kapillyarlardan suyuqlik chiqadi va perikardial bo‘shliqda to‘planadi. Bu suyuqlik tarkibi va miqdori etiologiyaga bog‘liq: virusli perikarditda odatda seroz suyuqlik, bakterial yoki purulent perikarditda esa pus va gemorragik tarkib kuzatiladi. Perikardial effuziya miqdori ko‘p bo‘lsa, tamponad rivojlanishi mumkin, bu esa yurak qisqarishini sezilarli darajada cheklaydi.

Patomorfologik jihatdan perikardit turiga qarab turli o‘zgarishlar kuzatiladi. **Seroz**

perikarditda perikard qatlamlari shishgan, silliq yuzali va kam miqdorda suyuqlik bilan to'lgan bo'ladi. **Fibrinoz perikardit**da esa perikard qatlamlari orasida oq fibrin qatlamlari hosil bo'ladi, ular perikard yuzasini yopishtirib, keyinchalik qistiruvchi jarayonlarga olib kelishi mumkin. **Purulent perikardit**da perikardial bo'shliqda ko'p miqdorda pus mavjud bo'ladi, perikard qatlamlari shishgan va nekroz yuzaga kelgan bo'ladi. **Gemorragik perikardit**da esa suyuqlik tarkibida qizil qon hujayralari mavjud bo'ladi, bu esa odatda qon ivish buzilishi yoki malign kasalliklar bilan bog'liq.

Yallig'lanish jarayonida perikard hujayralarining histologik o'zgarishi ham muhim ahamiyatga ega. Neutrofillar va makrofaglarning yig'ilishi, limfotsit infiltratsiyasi va fibrin qatlamining hosil bo'lishi perikardning patologik holatini aniqlashda asosiy mezon hisoblanadi. Shu bilan birga, yallig'lanish mediatorlarining faolligi qistiruvchi jarayonlar rivojlanishiga sabab bo'ladi.

Surunkali perikarditlarda patomorfologik o'zgarishlar ko'proq qistiruvchi xarakterga ega. Perikard qatlamlari qattiqlashadi, elastikligi pasayadi va yurak qisqarishini cheklashadi. Bu jarayon ko‘pincha autoimmun kasalliklar, surunkali infektsiyalar yoki postradiatsion perikardit natijasida yuzaga keladi. Shu sababli surunkali va qistiruvchi perikarditlarni diagnostika qilish va davolash murakkab bo‘lib, uzoq muddatli monitoringni talab qiladi.

Perikardit patogenezida **yallig‘lanish mediatorlari** muhim rol o‘ynaydi. Sitokinlar, prostaglandinlar, histamin va boshqa mediatorlar yallig‘lanish jarayonini rag‘batlantiradi, perikardial bo‘shliqda suyuqlik yig‘ilishini oshiradi va klinik belgilarning paydo bo‘lishiga sabab bo‘ladi. Shu bilan birga, mediatorlarning doimiy faolligi qistiruvchi jarayonlar rivojlanishiga olib keladi.

Epidemiologik tadqiqotlar shuni ko‘rsatadiki, infektsion perikarditlar odatda virusli shaklda uchraydi, bakterial va purulent perikarditlar esa kamroq, ammo og‘ir kechadi. Surunkali perikarditlar esa ko‘pincha autoimmun yoki metabolik etiologiya bilan bog‘liq. Shu sababli kasallikni davolash va oldini olishda patogenez va patomorfologik xususiyatlarni hisobga olish zarur.

Perikarditlarning patogenez va patomorfologiyasi yallig'lanish jarayonining rivojlanishi, perikardial effuziya hosil bo'lishi, hujayra infiltratsiyasi va fibrin qatlamining hosil bo'lishi orqali tavsiflanadi. Turli etiologik omillar va mediatorlar jarayonni boshqaradi va perikarditning klinik kechishini belgilaydi. Ushbu bilimlar perikarditlarni diagnostika qilish, prognozini aniqlash va samarali davolashni ta'minlash uchun asos bo'ladi.

Perikarditlarning surunkali va qaytalanuvchi shakllarida patogenez va patomorfologiya yanada murakkablashadi. Surunkali perikardit odatda autoimmun jarayonlar, metabolik buzilishlar yoki postradiatsion ta'sir natijasida yuzaga keladi. Patogenezning ushbu shakli yallig'lanish jarayonining uzoq davom etishi, perikard qatlamlarining fibrozlashuvi va elastikligining pasayishi bilan tavsiflanadi. Fibroz perikard qatlamlari yurak qisqarishini cheklaydi va natijada qistiruvchi perikardit rivojlanadi.

Patomorfologik jihatdan surunkali perikarditda perikard qatlamlari qattiq, yupqa fibrin qatlamlari bilan yopilgan bo'ladi.

Histologik tekshiruvlarda limfotsitlar, makrofaglar va plazma hujayralarining infiltratsiyasi aniqlanadi. Shu bilan birga, kollagen to'qimasi ortiqcha hosil bo'ladi va perikard qatlamlari bir-biriga yopishadi, bu esa yurak qisqarishining cheklanishiga olib keladi. Surunkali perikarditlarda qistiruvchi jarayonlar rivojlangan bo'lsa, jarrohlik aralashuvi – perikardektomiya zarur bo'lishi mumkin.

Qaytalanuvchi perikarditlarda patogenezda immun tizimining faolligi asosiy rol o'ynaydi. Avvalgi yallig'lanish epizodlari perikard to'qimalarida "xotira" hosil qiladi, bu esa yangi stimulyatsiya natijasida yallig'lanish jarayonini tezroq boshlashga olib keladi. Bunda sitokinlar, prostaglandinlar va boshqa yallig'lanish mediatorlari doimiy faollashadi. Natijada bemor bir necha marta perikardit epizodlarini boshdan kechiradi, klinik kechish har safar tez va kuchli bo'lishi mumkin.

Patomorfologik jihatdan qaytalanuvchi perikarditlarda seroz, fibrinoz va ba'zan purulent o'zgarishlar aralash ko'rinishda uchraydi. Perikard qatlamlari orasida fibrin qatlamlari hosil bo'lishi, ular bir-biriga yopishishi va suyuqlik yig‘ilishi belgilari kuzatiladi. Shu bilan birga, perikardial qistiruvchi jarayonlar rivojlanish xavfi mavjud. Klinik amaliyotda qaytalanuvchi perikarditlar bemorlarni uzoq muddatli monitoring qilishni talab qiladi, chunki ular surunkali va qistiruvchi shaklga o‘tishi mumkin.

Infektsion perikarditlarda patogenez asosan virus yoki bakteriya hujayralarining to‘g‘ridan-to‘g‘ri ta’siri bilan bog‘liq. Virusli infektsiya perikard hujayralarida yallig‘lanish jarayonini boshlaydi, bakterial infektsiya esa purulent jarayonlarni rivojlantiradi. Tuberkulyoz perikarditi esa surunkali yallig‘lanish va fibroz jarayonlarini keltirib chiqaradi. Shu bilan birga, neoplastik perikarditlarda perikard qatlamlarining to‘qimasi bevosita yoki metastatik malign hujayralar tomonidan zararlanadi, bu esa gemorragik va fibroz o‘zgarishlarni keltirib chiqaradi.

Metabolik perikarditlarda (uremik, gipotiroid) yallig‘lanish jarayoni metabolik buzilishlar natijasida yuzaga keladi. Masalan, uremik perikarditda buyrak yetishmovchiligi tufayli toksik metabolitlar to‘planadi, ular perikard hujayralariga zarar yetkazadi va yallig‘lanish mediatorlarini faollashtiradi. Bu tur surunkali kechadi va qistiruvchi jarayonlar rivojlanish xavfi yuqori bo‘ladi.

Travmatik va postoperatsion perikarditlarda perikard to‘qimalariga mexanik zarar yetkazilishi yallig‘lanish jarayonini boshlaydi. Jarohat yoki operatsiyadan so‘ng perikard qatlamlarida shish, qon tomirlaridagi o‘zgarishlar va hujayra infiltratsiyasi kuzatiladi. Ushbu tur ko‘pincha bir necha hafta ichida klinik belgilar bilan namoyon bo‘ladi va qaytalanuvchi perikardit shaklida kechishi mumkin.

Radiatsion perikarditlarda yallig‘lanish mexanizmi radiatsiya ta’sirida hujayralarning genetik va metabolik o‘zgarishi bilan bog‘liq. Radiatsion terapiya perikard qatlamlarida kollagen hosil bo‘lishini oshiradi, elastikligini kamaytiradi va surunkali fibroz jarayonlarni rivojlantiradi. Shu bilan birga, mediatorlar faolligi yallig‘lanish jarayonining davomiyligini ta’minlaydi.

Patomorfologik jihatdan barcha perikarditlarda asosiy o‘zgarishlar bir necha toifadagi bo‘shliqlar va to‘qima qatlamlarida namoyon bo'ladi. Seroz, fibrinoz, purulent, gemorragik va qistiruvchi o'zgarishlar turiga qarab farqlanadi. Shu bilan birga, surunkali va qaytalanuvchi shakllarda perikard qatlamlari orasida fibroz qatlamlar hosil bo'ladi, perikardial bo'shliq qisqaradi va yurakning harakatlanishi cheklanadi.

Xulosa qilib aytganda, perikarditlarning patogenez va patomorfologiyasi yallig'lanish jarayonining boshlanishi, mediatorlar faolligi, hujayra infiltratsiyasi, perikardial effuziya hosil bo'lishi va fibroz jarayonlar rivojlanishi bilan belgilanadi. Turli etiologik omillar, shu jumladan infektsion, autoimmun, metabolik, travmatik, neoplastik va radiatsion sabablar kasallikning klinik kechishi va patomorfologik xususiyatlarini belgilaydi. Ushbu bilimlar perikarditlarni diagnostika qilish, davolash strategiyasini belgilash va asoratlar xavfini kamaytirishda asosiy ahamiyatga ega.

6-MAVZU. Klinik belgilari va simptomatika

Perikarditlar yurak perikardining yallig‘lanishi bilan tavsiflanadigan kasalliklar bo‘lib, ularning klinik kechishi ko‘p jihatdan etiologiya, patomorfologiya va yallig‘lanish darajasiga bog‘liq. Perikarditlarning asosiy klinik belgilari – ko‘krak qismidagi og‘riq, dyspnoe (nafas qisishi), yurak urishining o‘zgarishi va perikardial effuziya bilan bog‘liq simptomlardir. Klinik simptomatika turli shakllarda namoyon bo‘lishi mumkin, shuning uchun har bir bemor individual baholanishi lozim.

Eng keng tarqalgan simptom – **ko‘krak qismidagi og‘riq**. Bu og‘riq odatda keskin, o'tkir, yengil nafas olish yoki tos bilan egilish paytida kuchayadi. Og‘riq odatda sternum ortida yoki chap ko‘krak qismida joylashadi va perikard qatlamlarining yallig‘lanishi bilan bog‘liq. Ba’zan og‘riq elka, bo‘yin yoki orqaga tarqaladi. Seroz perikarditda og‘riq kamroq bo‘lishi mumkin, fibrinoz va purulent perikarditlarda esa og‘riq juda keskin va bemorni bezovta qiluvchi bo‘ladi.

Dyspnoe – nafas qisishi perikardial effuziya mavjudligida yuzaga keladi. Suyuqlik yig'ilishi perikardni kengaytiradi va yurakning normal qisqarishini cheklaydi. Natijada bemorlar dam olish paytida ham nafas qisishini sezadilar. Surunkali perikarditlarda dyspnoe ko'proq jismoniy faoliyat bilan bog'liq bo'lib, surunkali qistiruvchi perikarditda esa u hatto dam olish paytida ham kuzatiladi.

Yurak urishi va ritm o'zgarishlari perikarditlarda keng tarqalgan belgidir. Tachikardiya yallig'lanish jarayoni, febril holat yoki perikardial effuziya natijasida rivojlanadi. Ba'zan ekstrasistol va aritmiya ham kuzatiladi. Purulent perikardit va qistiruvchi perikarditda ritm buzilishlari og'ir kechishi mumkin, bu esa bemor salomatligini jiddiy xavf ostiga qo'yadi.

Umumiy holsizlik va febril simptomlar ko'plab perikarditlarda uchraydi. Virusli perikarditlarda yengil isitma, umumiy charchoq va muskullar og'rig'i kuzatiladi. Bakterial va purulent perikarditlarda esa yuqori harorat, titroq, terlash va umumiy og'ir holat ko'p uchraydi. Tuberkulyoz perikarditi surunkali kechadi, odatda past harorat, charchoq va ishtahani yo'qotish bilan namoyon bo'ladi.

Perikardial effuziya bilan bog'liq simptomlar alohida ahamiyatga ega. Ko'p miqdorda suyuqlik yig'ilishi yurak qisqarishini cheklaydi va tamponad rivojlanishiga olib keladi. Tamponad belgilari orasida nafas qisishi, yurak urishining tezlashishi, yugurish paytida holsizlik, arterial bosimning pasayishi va jugular venalarda kengayish kuzatiladi. Klinik holat tezkor va hayot uchun xavfli bo'lishi mumkin, shuning uchun tezkor diagnostika va davolash talab etiladi.

Perikarditning ba'zi shakllarida, masalan, qistiruvchi perikarditda, bemor uzoq vaqt davomida simptomlarni sezmasligi mumkin. Bunda ko'proq jismoniy faoliyat bilan bog'liq dyspnoe, charchoq va yurak urishining cheklanishi kuzatiladi. Surunkali perikarditlarda klinik kechish asta-sekin bo'ladi va bemorlar kasallikni dastlab sezmasligi mumkin, bu esa kechikkan diagnostika va murakkab davolashga olib keladi.

Fizikal tekshiruv belgilari ham perikardit diagnostikasida muhim. Auskultatsiya paytida “perikardial shovqin” yoki “perikardial skratching” eshitilishi mumkin, bu yallig‘langan perikard qatlamlarining bir-biriga ishqalanishi bilan bog‘liq. Perikardial effuziya mavjudligida yurak sohasida shovqin kamayishi yoki yo‘qolishi mumkin. Shuningdek, tamponad holatida jugular venalarda kengayish va arterial bosim pasayishi aniqlanadi.

Patofiziologik jarayonlar klinik simptomlar bilan chambarchas bog‘liq. Yallig‘lanish mediatorlarining faolligi va perikard qatlamlaridagi infiltratsiya klinik belgilarning kuchayishiga olib keladi. Shu bilan birga, surunkali va qaytalanuvchi perikarditlarda qistiruvchi jarayonlar simptomlarni asta-sekin rivojlantiradi, bu esa bemorlarni uzoq muddat monitoring qilishni talab qiladi.

Perikarditlarning klinik belgilari va simptomatikasi ko‘p jihatdan etiologiya va perikard yallig‘lanish jarayoniga bog‘liq. Ko‘krak qismidagi og‘riq, dyspnoe, yurak urishi va ritm o‘zgarishlari, febril holat, umumiy charchoq, perikardial effuziya va tamponad belgilarining kombinatsiyasi bemorning klinik holatini aniqlashda muhimdir. Bu bilimlar tezkor tashxis qo‘yish va samarali davolash strategiyasini ishlab chiqish uchun zarurdir.

Perikarditlarning klinik kechishi faqat asosiy simptomlar bilan cheklanmaydi; ularning surunkali va qaytalanuvchi shakllari bemorlarda murakkab va turli xil simptomlarni keltirib chiqaradi. 1-qismda ko‘rib chiqilgan asosiy belgilar – ko‘krak og‘rig‘i, dyspnoe, yurak ritmi o‘zgarishlari, febril holat va tamponad xavfi – 2-qismda chuqurroq tahlil qilinadi va klinik kechishning ayrim nozik jihatlari, shuningdek, diagnostik ahamiyati muhokama qilinadi.

Surunkali perikarditlarda simptomlar asta-sekin rivojlanadi. Bemorlar dastlab charchoq, jismoniy faoliyat paytida dyspnoe va yengil ko‘krak og‘rig‘ini sezadilar. Ushbu belgilar ko‘pincha surunkali qistiruvchi jarayon bilan bog‘liq bo‘lib, perikard qatlamlarining fibrozlashuvi natijasida yurakning qisqarish funktsiyasi cheklanadi. Surunkali perikarditlar ko‘pincha postradiatsion, postinfarkt yoki autoimmun etiologiyaga ega bo‘ladi. Shu sababli bemorning anamnezini diqqat bilan yig‘ish muhim ahamiyatga ega.

Qaytalanuvchi perikarditlar klinik kechishi bilan ajralib turadi. Bu tur odatda bir necha epizodlar bilan namoyon bo'ladi va har bir epizod tez, kuchli ko'krak og'rig'i, dyspnoe va febril simptomlar bilan kechadi. Qaytalanuvchi perikarditlarda klinik belgilar ba'zan bir necha hafta yoki oy davomida yo'qolishi mumkin, ammo immun tizimining faolligi tufayli yangi epizod paydo bo'ladi. Shu sababli bemorlar uzoq muddat monitoring qilinadi va profilaktik immunomodulyator terapiya qo'llanilishi mumkin.

Tamponad belgilarining rivojlanishi klinik kechishda eng xavfli holatlardan biri hisoblanadi. Ko'p miqdorda perikardial effuziya natijasida yurak qisqarishi cheklanadi, arterial bosim pasayadi, yugular venalarda kengayish kuzatiladi va bemor shoshilinch davolanishni talab qiladi. Tamponadning asosiy klinik belgilariga pulsus paradoxus (nafas olish paytida arterial bosimning pasayishi), tachikardiya, dyspnoe va ko'krak og'rig'i kiradi. Bu belgilar tezkor tashxis va shoshilinch terapiya talab qiladigan vaziyatni bildiradi.

Fizikal tekshiruv ham perikardit diagnostikasida muhim ahamiyatga ega. Auskultatsiyada perikardial shovqinlar, "perikardial scratching" yoki "friction rub" eshitiladi. Bu shovqinlar yallig'langan perikard qatlamlarining bir-biriga ishqalanishi bilan bog'liq. Fibrinoz perikarditlarda shovqin keskin va tez-tez eshitiladi, seroz perikarditlarda esa u kamroq seziladi. Shu bilan birga, perikardial effuziya mavjudligida shovqin kamayishi yoki yo'qolishi mumkin.

Laborator va instrumental tekshiruvlar klinik kechishni aniqlashda muhim rol o'ynaydi. Qon tahlilida yallig'lanish belgisi sifatida leykotsitoz, C-reaktiv protein (CRP) va eritrositlar sedimentatsiyasi (ESR) oshishi kuzatiladi. Elektrokardiogrammada (EKG) perikarditga xos ST segment ko'tarilishi, T-to'lqin o'zgarishi va qaytalanuvchi epizodlarda boshqa ritm buzilishlari aniqlanishi mumkin. Echokardiografiya (EKK) perikardial effuziya va qistiruvchi jarayonlarni baholashda eng sezgir vosita hisoblanadi. Shu bilan birga, kompyuter tomografiya (CT) va magnit-rezonans tomografiya (MRI) surunkali yoki murakkab perikarditni aniqlashda qo'llaniladi.

Infektsion perikarditlarda klinik kechish odatda tez boshlanadi. Virusli perikarditlarda ko'krak og'rig'i, yengil febril simptomlar va umumiy charchoq kuzatiladi. Bakterial perikarditlarda esa yuqori harorat, titroq, kuchli ko'krak og'rig'i va umumiy holsizlik belgilari ustun bo'ladi. Tuberkulyoz perikarditi esa surunkali kechadi va past harorat, charchoq, ishtahani yo'qotish, vazn yo'qotish va kamdan-kam hollarda ko'krak og'rig'i bilan namoyon bo'ladi.

Metabolik va surunkali perikarditlarda simptomatika ko'proq jismoniy faoliyat bilan bog'liq. Uremik perikarditda bemorlar ko'pincha jismoniy faoliyat paytida nafas qisishi va charchoqni sezadilar. Postradiatsion perikarditda esa qistiruvchi jarayonlar asta-sekin rivojlanadi, bu esa dyspnoe va charchoqni doimiy belgilar sifatida yuzaga chiqaradi.

Klinik belgilarning kombinatsiyasi va intensivligi perikarditning etiologiyasi, surunkaligi va perikardial effuziya mavjudligiga bog'liq. Shu sababli har bir bemorni individual baholash, simptomlarni aniqlash va yallig'lanish jarayonini kuzatish muhimdir. Tezkor tashxis, samarali davolash va uzoq muddat monitoring bemor prognozini yaxshilashga yordam beradi.

7-MAVZU. Diagnostika usullari

Perikarditlarni aniqlashda diagnostika usullari klinik belgilarga, patomorfologik o‘zgarishlarga va kasallikning etiologiyasiga asoslangan kompleks yondashuvni talab qiladi. Diagnostika bir necha asosiy bosqichdan iborat: anamnez yig‘ish, fizik tekshiruv, laboratoriya tahlillari, instrumental tadqiqotlar va differensial diagnostika. Bu bosqichlarning har biri bemor holatini to‘liq baholash va samarali davolash strategiyasini ishlab chiqish uchun muhimdir.

Anamnez yig‘ish perikardit diagnostikasining dastlabki va muhim qismidir. Bemorlar odatda ko‘krak qismidagi og‘riq, nafas qisishi, umumiy charchoq va febril holatni bildiradilar. Shuningdek, anamnezda infeksion kasalliklar, yurak jarrohlik amaliyotlari, radiatsion terapiya, autoimmun kasalliklar yoki travmalar tarixini aniqlash muhimdir. Bu ma’lumotlar etiologik omillarni aniqlashga yordam beradi va surunkali yoki qaytalanuvchi perikardit xavfini baholashda asos bo‘ladi.

Fizikal tekshiruv perikardit diagnostikasida katta ahamiyatga ega. Auskultatsiyada perikardial shovqin eshitilishi mumkin, bu yallig'langan perikard qatlamlarining bir-biriga ishqalanishi bilan bog'liq. Perikardial effuziya mavjudligida esa yurak shovqinlari kamayadi yoki yo'qoladi. Tamponad rivojlangan holatlarda jugular venalarda kengayish, arterial bosim pasayishi va pulsus paradoxus kabi belgilar aniqlanadi. Fizikal tekshiruv bemorning klinik holatini baholash va instrumental tekshiruvlar uchun yo'naltirish vazifasini bajaradi.

Laboratoriya tahlillari perikarditning etiologik va yallig'lanish darajasini aniqlashda yordam beradi. Umumiy qon tahlilida leykotsitoz, eritrotsitlar sedimintatsiya tezligi (ESR) va C-reaktiv protein (CRP) ko'rsatkichlarining oshishi yallig'lanish jarayonini tasdiqlaydi. Virusli perikarditlarda odatda yengil leykotsitoz va CRP ko'rsatkichlari aniqlanadi. Bakterial perikarditlarda esa yuqori leykotsitoz, CRP va prokalsitonin darajasi kuzatiladi. Metabolik yoki autoimmun perikarditlarda esa maxsus testlar – antinuklear antitanalar, tiroglobulin antitanalari yoki buyrak funktsiyasini baholash tahlillari qo'llaniladi.

Perikardial effuziya va yallig'lanish darajasini baholash uchun instrumental diagnostika muhim. Ultratovush (EKK – echokardiografiya) eng keng tarqalgan va tezkor usul hisoblanadi. EKK yordamida perikardial suyuqlik miqdori, suyuqlikning turi (seroz, fibrinoz, gemorragik, purulent) va yurak qisqarishi aniqlanadi. Shu bilan birga, tamponad belgilari, masalan, atrial va ventrikulyar devorlarning deformatsiyasi, atrial bosimning o'zgarishi ham kuzatiladi. EKK perikardit diagnostikasida asosiy va birinchi qator instrumental tekshiruvdir.

Kompyuter tomografiyasi (KT) va magnit-rezonans tomografiya (MRI) perikarditni yanada batafsil baholash imkonini beradi. KT perikard qatlamlarining qalinligini, effuziya hajmini va perikardial qistiruvchi jarayonlarni aniqlashda yordam beradi. MRI esa perikard qatlamlarining tarkibini, yallig'lanish darajasini va fibroz jarayonlarni baholash imkonini beradi. Shu bilan birga, MRI perikard qistiruvchi jarayonlarini aniqlashda eng aniq usul hisoblanadi, chunki u to'qimalarning elastikligi va yallig'lanish darajasini ko'rsatadi.

Elektrokardiografiya (EKG) ham perikardit diagnostikasida qo‘llaniladi. EKG’da diffuz ST segment ko‘tarilishi, PR segment pasayishi va T to‘lqinlarining o‘zgarishi perikardit belgilarini ko‘rsatadi. Virusli perikarditda bu o‘zgarishlar ko‘p uchraydi, surunkali yoki qaytalanuvchi perikarditlarda esa EKG o‘zgarishlari kamroq va noaniq bo‘lishi mumkin. EKG tamponad xavfini baholashda ham yordam beradi, chunki ritm buzilishlari va yurak urishining tezlashishi aniqlanadi.

Perikardial biopsiya va perikardial suyuqlik tahlili maxsus hollarda qo‘llaniladi. Perikardial effuziya sababini aniqlash, neoplastik yoki purulent perikarditni tasdiqlash va surunkali kasalliklarni baholash uchun biopsiya zarur bo‘lishi mumkin. Suyuqlik tahlili bakteriyalar, viruslar, malign hujayralar yoki autoimmun markerlarini aniqlash imkonini beradi. Shu bilan birga, biopsiya surunkali qistiruvchi jarayonlar mavjudligini aniqlashga yordam beradi.

Perikardit diagnostikasi kompleks va ko‘p bosqichli yondashuvni talab qiladi. Anamnez, fizik tekshiruv, laboratoriya tahlillari, EKK, KT, MRI va maxsus diagnostik usullar bir-biri bilan uzviy bog‘liq. Har bir usul bemorning klinik holati, etiologiya va perikardit turi bo‘yicha individual qo‘llaniladi. Diagnostika natijalari samarali davolash strategiyasini ishlab chiqish va asoratlar xavfini kamaytirish uchun asos bo‘ladi.

Perikardit diagnostikasining ikkinchi qismida maxsus va qo‘shimcha usullar, shuningdek differensial diagnostika haqida so‘z boradi. Bu bosqichlar kasallikni aniqlash, uning etiologiyasini aniqlash va asoratlarni oldini olish uchun muhimdir.

Perikarditning differensial diagnostikasi yurak, o‘pka va ko‘krak qismidagi boshqa kasalliklardan ajratib turishga qaratilgan. Masalan, miokard infarkti va angina pektoris ko‘pincha ko‘krak og‘rig‘i bilan kechadi, shuning uchun EKG va troponin testi yordamida infarktni istisno qilish zarur. Shuningdek, o‘pka emboliyasi va pnevmoniya bilan bog‘liq dyspnoe va ko‘krak og‘rig‘i perikardit bilan aralashib ketmasligi uchun diagnostikada qon tahlillari, rentgen va KT qo‘llaniladi.

Perikardial effuziya va qistiruvchi perikarditni aniqlash uchun EKK asosiy va tezkor usul hisoblanadi. EKK yordamida effuziya hajmi, suyuqlik turi va yurak qisqarishining cheklanishi aniqlanadi. Surunkali qistiruvchi perikarditda esa EKK bilan perikard qatlamlarining qalinligi va elastikligi baholanadi. Shu bilan birga, Doppler tahlillari yordamida yurak qorinchalari va atriylaridagi qon oqimi o'zgarishi aniqlanadi, bu tamponad xavfini baholashga yordam beradi.

Kompyuter tomografiyasi (KT) perikard qistiruvchi jarayonlar, effuziya hajmi va suyuqlik tarkibini aniqlashda qo'llaniladi. KT, shuningdek, perikard qatlamlarining qalinligini, calcifikatsiyani va atrofdagi to'qimalarga ta'sirini ko'rsatadi. Neoplastik perikardit diagnostikasida KT perikard qatlamlarida metastatik o'zgarishlarni aniqlash imkonini beradi.

Magnit-rezonans tomografiya (MRI) yallig'lanish va fibroz jarayonlarni aniqlashda eng aniq usul hisoblanadi. MRI yordamida perikard qatlamlarining qalinligi, elastikligi va yallig'lanish darajasi baholanadi. Shuningdek, MRI surunkali perikardit va qistiruvchi perikarditda perikardial bo'shliqning hajmini aniqlashga yordam beradi. Bu usul operatsiyaga tayyorlashda va davolash strategiyasini belgilashda muhim ahamiyatga ega.

Elektrokardiografiya (EKG) va Holter-monitoring perikarditda yurak ritmi va ST segment o‘zgarishlarini baholashda qo‘llaniladi. Virusli perikarditda diffuz ST segment ko‘tarilishi va PR segment pasayishi uchraydi. Surunkali perikarditlarda esa ritm buzilishlari va ekstrasistol kuzatilishi mumkin. Holter-monitoring yordamida bemorning kunlik yurak ritmi va ritm buzilishlari aniqlanadi, bu esa surunkali perikarditni nazorat qilish va komplikatsiyalar xavfini baholash imkonini beradi.

Perikardial suyuqlik tahlili perikarditning etiologiyasini aniqlashda qo‘llaniladi. Paratsentez yordamida olingan suyuqlik bakteriyologik, virusologik, sitologik va biokimyoviy tahlil qilinadi. Bu usul purulent, gemorragik va neoplastik perikarditni aniqlashda juda samaralidir. Suyuqlik tarkibi infektsion yoki neoplastik sabablarni tasdiqlashga yordam beradi.

Perikardial biopsiya maxsus hollarda qo‘llaniladi. Surunkali yoki qaytalanuvchi perikarditlarda etiologik sababni aniqlash, neoplastik yoki autoimmun jarayonlarni aniqlash uchun biopsiya zarur bo'lishi mumkin. Histologik tahlil perikard qatlamlarida infiltratsiya, fibroz va nekrozni ko'rsatadi. Biopsiya yordamida perikard qistiruvchi jarayonlar va surunkali yallig'lanish darajasi aniqlanadi, bu esa davolash strategiyasini belgilashda muhim ahamiyatga ega.

Laboratoriya testlar diagnostikani to'ldiradi. Virusli perikarditda serologik testlar, PCR usullari qo'llaniladi. Bakterial perikarditda qon, suyuqlik va biopsiya materiallarida bakteriyalar aniqlanadi. Autoimmun perikarditlarda ANA, anti-dsDNA va boshqa immun markerlar tahlil qilinadi. Shu bilan birga, metabolik perikarditni aniqlash uchun buyrak va jigar funksiyasini baholash zarur.

Klinik va instrumental diagnostika natijalari birgalikda tahlil qilinadi. Bu kombinatsiya perikarditning turi, etiologiyasi va asorat xavfini baholash imkonini beradi. Shuningdek, diagnostika natijalari bemorning individual davolash strategiyasini ishlab chiqish va profilaktik choralarni belgilashda asos bo'ladi.

Xulosa qilib aytganda, perikardit diagnostikasi kompleks yondashuvni talab qiladi. Anamnez, fizik tekshiruv, laboratoriya tahlillari, EKK, KT, MRI, perikardial suyuqlik tahlili va biopsiya bir-biri bilan uzviy bog'liq. Diagnostika natijalari perikarditning etiologiyasini aniqlash, asoratlar xavfini baholash va samarali davolash strategiyasini belgilash imkonini beradi. Ushbu bilimlar bemor salomatligini saqlash va perikardit asoratlarini oldini olishda muhimdir.

8-MAVZU. Perikarditlarni davolash

Perikarditlarni davolash yallig‘lanish jarayonini kamaytirish, simptomlarni engillashtirish va asoratlarning oldini olishga qaratilgan. Davolash strategiyasi kasallik turiga, etiologiyasiga, perikardial effuziya mavjudligiga va bemorning umumiy holatiga bog‘liq bo‘ladi. Perikarditlarni davolash konservativ va invaziv yondashuvlarni o‘z ichiga oladi.

Konservativ davolash birinchi qator yondashuv bo‘lib, ko‘plab virusli, seroz va yengil bakterial perikarditlarda qo‘llaniladi. Bunda asosiy maqsad yallig‘lanishni kamaytirish va simptomlarni engillashtirishdir. Nonsteroid yallig‘lanishga qarshi dorilar (NSAID) – ibuprofen, indometatsin kabi dorilar eng ko‘p qo‘llaniladi. Ular sitokin faolligini pasaytiradi, perikardial shish va og‘riqni kamaytiradi. Dorilarning dozalari va davolash davomiyligi bemorning yoshi, yurak va buyrak funksiyasiga qarab belgilanadi.

Kolxitsin – surunkali va qaytalanuvchi perikarditda qo‘llaniladigan dorilardan biri. Kolxitsin yallig‘lanish hujayralarining faolligini pasaytiradi va qaytalanuvchi epizodlar sonini kamaytiradi. Kolxitsin davolash protokoli bemorning vazni va klinik holatiga qarab belgilanadi. Unga qo‘shimcha ravishda NSAID bilan birgalikda qo‘llanishi mumkin.

Virusli perikarditda antibiotiklar odatda kerak bo‘lmaydi, chunki kasallik ko‘pincha o‘z-o‘zidan tuzaladi. Bakterial perikarditlarda esa antibiotiklar birinchi qator yondashuvdir. Antibiotik tanlovi perikardial suyuqlik tahlili va bakterial madaniyat natijalariga asoslanadi. Purulent perikarditda antibiotiklar parenteral yo‘l bilan qo‘llanadi va davolash davomiyligi ko‘pincha 2–6 hafta bo‘ladi.

Kortikosteroidlar surunkali, qaytalanuvchi va autoimmun perikarditda qo‘llanadi. Prednizolon kabi dorilar yallig‘lanish mediatorlarini pasaytiradi va immun javobni bostiradi. Kortikosteroidlar faqat boshqa konservativ davolash usullari samarali bo‘lmagan hollarda qo‘llaniladi, chunki ularni uzoq muddatli qo‘llash asoratlarni kuchaytirishi mumkin.

Kortikosteroidlarni sekin kamaytirish protokoli qo‘llaniladi, bu qaytalanuvchi perikardit xavfini kamaytiradi.

Perikardial effuziya mavjud bo‘lsa, konservativ davolash yetarli bo‘lmasligi mumkin. Suyuqlik hajmi ko‘p bo‘lsa yoki tamponad rivojlanayotgan bo‘lsa, **perikardial paratsentez** zarur. Bu jarayon orqali suyuqlik chiqariladi, bosim kamayadi va bemorning klinik holati yaxshilanadi. Shu bilan birga, olingan suyuqlik tahlili etiologiyani aniqlash va davolashni moslashtirish uchun ishlatiladi.

Surunkali qistiruvchi perikarditda konservativ davolash ko‘pincha yetarli bo‘lmaydi. Bunday hollarda **perikardektomiya** – jarrohlik yo‘li bilan perikardni olib tashlash amaliyoti qo‘llanadi. Perikardektomiya yurak qisqarishini tiklash va dyspnoe simptomlarini kamaytirish imkonini beradi. Jarrohlik asoratlari kam bo‘lsa-da, bemorning umumiy holati, yurak va o‘pka funktsiyasi baholangan holda amalga oshiriladi.

Perikardit davolashda bemorning **klinik monitoring**i muhimdir. Konservativ davolash davomida og‘riq, dyspnoe, yurak urishi va suyuqlik hajmi muntazam tekshiriladi. Laboratoriya tahlillari – CRP, ESR va leykotsit darajasi davolash samaradorligini baholash uchun ishlatiladi. EKK yordamida perikardial effuziya va tamponad xavfi muntazam nazorat qilinadi. Shu bilan birga, surunkali va qaytalanuvchi perikarditlarda bemor uzoq muddat monitoring qilinadi, davolash protokoli esa simptomlarga va laboratoriya natijalariga moslashtiriladi.

Perikarditlarni davolash konservativ va invaziv yondashuvlarni o'z ichiga oladi. Konservativ davolash – NSAID, kolxitsin, kortikosteroidlar, antibiotiklar – yallig'lanishni kamaytirish va simptomlarni engillashtirishga qaratilgan. Perikardial effuziya va tamponad mavjud bo'lsa, perikardial paratsentez va surunkali qistiruvchi perikarditda perikardektomiya qo'llanadi. Davolash samaradorligi muntazam klinik monitoring va instrumental tekshiruvlar orqali baholanadi, bu esa bemor salomatligini saqlash va asoratlar xavfini kamaytirish imkonini beradi.

Perikarditlarni davolashning ikkinchi qismida kasallikning murakkab shakllari, profilaktika va qo'shimcha davolash usullari ko'rib chiqiladi. Surunkali, qaytalanuvchi va qistiruvchi perikarditlarda davolash yondashuvi murakkablashadi, chunki ularning asoratlari yurakning normal ishlashini cheklashi mumkin.

Qaytalanuvchi perikarditda davolash strategiyasi immun tizimini bostirish va yallig'lanish mediatorlarini kamaytirishga qaratiladi. Kolxitsin asosiy dorilardan biri bo'lib, qaytalanuvchi epizodlar sonini sezilarli darajada kamaytiradi. Kolxitsin NSAID bilan birgalikda qo'llanilishi mumkin. Surunkali yallig'lanish va autoimmun komponent mavjud bo'lsa, kortikosteroidlar – prednizolon kabi dorilar qo'llanadi. Kortikosteroidlarni sekin kamaytirish protokoli qaytalanuvchi epizodlarning oldini olishda muhimdir.

Purulent perikarditda davolash juda tezkor va kompleks bo'lishi kerak. Antibiotiklar parenteral yo'l bilan qo'llanadi, davolash davomiyligi 2–6 hafta bo'ladi. Perikardial paratsentez zarur, chunki suyuqlik bosimi yuqori bo'lsa, tamponad rivojlanishi mumkin. Paratsentez orqali suyuqlik chiqarilib, bakteriyalar identifikatsiya qilinadi va antibiotik terapiyasi shunga moslashtiriladi. Purulent perikarditda jarrohlik aralashuvi ko'pincha talab qilinadi, ayniqsa, fibrin qatlamlari va qistiruvchi jarayonlar rivojlangan hollarda.

Neoplastik perikarditda davolash etiologik kasallikka qaratiladi. Malign hujayralar perikard qatlamlariga tarqalgan bo'lsa, perikardial effuziya olib tashlanadi va kimyoterapiya yoki radiatsion terapiya bilan kombinatsiyalashgan yondashuv qo'llaniladi. Perikardial effuziya tez-tez qaytalansa, doimiy perikardial drenaj tizimi o'rnatilishi mumkin. Shu bilan birga, bemorning umumiy holati va boshqa organlar holati davolash strategiyasini belgilashda hisobga olinadi.

Qistiruvchi perikarditda konservativ davolash ko'pincha yetarli bo'lmaydi. Bu hollarda **perikardektomiya** – jarrohlik yo'li bilan perikard qatlamlarini olib tashlash amalga oshiriladi. Perikardektomiya yurak qisqarishini tiklash, dyspnoe simptomlarini kamaytirish va bemorning hayot sifatini oshirish imkonini beradi. Jarrohlik tayyorgarlik EKK, MRI va laboratoriya natijalariga asoslanadi, chunki jarrohlik asoratlarini minimallashtirish muhimdir.

Davolashdagi qo'shimcha yondashuvlar simptomlarni engillashtirishga yordam beradi. Masalan, analgetiklar va antipyretiklar og'riq va isitmani kamaytiradi. Yurak tezligini nazorat qilish uchun beta-blokerlar va ritm buzilishlarini boshqarish uchun antiaritmik dorilar qo'llanadi. Surunkali perikarditda esa jismoniy faollikni cheklash, stressni kamaytirish va dietaga rioya qilish tavsiya etiladi.

Profilaktika perikardit asoratlarini kamaytirishda katta ahamiyatga ega. Virusli infektsiyalar va respirator kasalliklardan keyin perikardit rivojlanish xavfini kamaytirish uchun bemorlar monitoring qilinadi. Jarrohlik yoki travmadan keyin perikardial infektsiyalarni oldini olish uchun antibiotiklar profilaktik tarzda qo'llanadi. Autoimmun kasalliklar va surunkali yallig'lanishlarda immunosupressiv terapiya profilaktik vazifa bajaradi.

Monitoring va keyingi kuzatuv davolashning muhim qismidir. Konservativ davolashdan so'ng bemor EKK, laboratoriya tahlillari va klinik simptomlar bo'yicha muntazam tekshiriladi. Surunkali va qaytalanuvchi perikarditda monitoring uzoq muddatli bo'lib, perikardial effuziya, qistiruvchi jarayonlar va qaytalanuvchi epizodlarni aniqlashga yordam beradi. Shu bilan birga, bemorning hayot sifati va jismoniy faolligi baholanadi, davolash protokoli kerak bo'lsa moslashtiriladi.

Yangi davolash usullari – biologik dorilar va immunomodulyatorlar surunkali va qaytalanuvchi perikarditda qo'llanmoqda. Masalan, interleukin-1 (IL-1) inhibitörleri surunkali yallig'lanish jarayonini kamaytiradi va qaytalanuvchi epizodlar sonini pasaytiradi. Bu usullar ayniqsa konservativ davolashga javob bermagan bemorlar uchun samaralidir. Shu bilan birga, klinik tajribalar davomida bu dorilarning uzoq muddatli samaradorligi va xavfsizligi baholanmoqda.

Xulosa qilib aytganda, perikarditlarni davolash kompleks va individual yondashuvni talab qiladi. Konservativ davolash – NSAID, kolxitsin, kortikosteroidlar va antibiotiklar – yallig'lanishni kamaytirish va simptomlarni engillashtirishga qaratilgan. Perikardial effuziya, tamponad va qistiruvchi jarayonlarda invaziv yondashuvlar – perikardial paratsentez va perikardektomiya qo'llanadi. Qo'shimcha simptomatik va profilaktik yondashuvlar bemor salomatligini saqlash va qaytalanuvchi epizodlarni oldini olishga yordam beradi. Yangi biologik dorilar va immunomodulyatorlar surunkali va qaytalanuvchi perikarditda istiqbolli usullar sifatida o'rganilmoqda.

9-MAVZU. Asoratlar va ularni oldini olish

Perikarditning kechishi va yallig'lanish jarayonining davomiyligi ko'plab jiddiy asoratlar rivojlanishiga olib kelishi mumkin. Asoratlar bemorning klinik holatini murakkablashtiradi, yurak qisqarishini cheklaydi va hatto hayot uchun xavf tug'diradi. Shu sababli perikarditni o'z vaqtida aniqlash, samarali davolash va asoratlarning oldini olish juda muhimdir.

Tamponad – eng jiddiy va hayot uchun xavfli asorat hisoblanadi. Perikardial effuziya ko'p miqdorda yig'ilganda, yurak qorinchalari to'liq kengayolmaydi va qon aylanishi buziladi. Klinik belgilar orasida dyspnoe, tezlashgan yurak urishi, arterial bosimning pasayishi, jugular venalarning kengayishi va pulsus paradoxus uchraydi. Tamponad rivojlanganda tezkor tashxis va perikardial paratsentez zarur. Tezkor davolash qilinmasa, bu holat bemorning hayotini xavf ostiga qo'yadi.

Qistiruvchi perikardit (kontraktura perikarditi) surunkali yallig'lanish natijasida yuzaga keladi. Perikard qatlamlari fibroz va qattiqlashadi, bu esa yurak qisqarishini cheklaydi. Natijada dyspnoe, charchoq, periferik shishlar va jismoniy faoliyatga chidamsizlik kuzatiladi. Surunkali qistiruvchi perikardit ko'pincha surunkali va qaytalanuvchi perikardit natijasida rivojlanadi, shuning uchun bemor uzoq muddat monitoring qilinishi lozim. Qistiruvchi perikarditning oldini olish uchun virusli, bakterial va autoimmun perikarditni o'z vaqtida aniqlash va samarali davolash muhimdir.

Perikardial effuziya – perikarditning ko'p uchraydigan asoratlaridan biri. Suyuqlik yig'ilishi yallig'lanish jarayoni va perikard qatlamlarining o'zaro ishqalanishi natijasida yuzaga keladi. Ko'p miqdorda effuziya tamponad rivojlanishiga olib keladi, kam miqdordagi effuziya esa simptomatik bo'lmasligi mumkin. Perikardial effuziya asoratining oldini olish uchun bemorning klinik monitoringi, EKK tekshiruvi va laboratoriya tahlillari muntazam amalga oshiriladi.

Aritmiya va ritm buzilishlari perikardit asoratlari orasida uchraydi. Yurak ritmi yallig'lanish jarayoni va perikardial effuziya natijasida o'zgaradi. Tachikardiya, ekstrasistol va boshqa ritm buzilishlari kuzatiladi. Surunkali qistiruvchi perikarditda esa ritm buzilishlari uzoq muddat davom etishi mumkin. Ularni oldini olish uchun yurak ritmi va EKG muntazam monitoring qilinadi, zarur hollarda antiaritmik davolash qo'llaniladi.

Infeksion asoratlar – bakterial yoki purulent perikarditda ko'p uchraydi. Perikardial suyuqlikning infektsiyalashuvi septik shok, sepsis va boshqa tizimli yallig'lanish jarayonlariga olib kelishi mumkin. Purulent perikarditda antibiotiklar bilan birga perikardial paratsentez va jarrohlik aralashuvi talab qilinadi. Asoratlarning oldini olish uchun infeksion etiologiya aniqlanganda, antibiotik terapiyasi tez va to'liq amalga oshiriladi.

Neoplastik asoratlar – malign hujayralarning perikard qatlamlariga tarqalishi natijasida yuzaga keladi. Neoplastik perikardit perikardial effuziya, tamponad va qistiruvchi jarayonlarni rivojlantiradi. Malign kasallikni o'z vaqtida aniqlash va kombinatsiyalangan davolash – kimyoterapiya, radiatsion terapiya va perikardial drenaj – asoratlarni kamaytirish imkonini beradi.

Perikardit asoratlarini kamaytirish uchun **profilaktik yondashuvlar** muhim rol o'ynaydi. Virusli infektsiyalar va respirator kasalliklardan keyin bemor monitoring qilinadi, jismoniy faollik va stress nazorat qilinadi. Jarrohlik yoki travmadan keyin infeksiya xavfini kamaytirish uchun antibiotiklar profilaktik tarzda qo'llanadi. Autoimmun kasalliklar va surunkali perikarditlarda immunosupressiv terapiya qaytalanuvchi epizodlarni oldini olishga yordam beradi.

Davolashni nazorat qilish va monitoring ham asoratlarning oldini olishda muhimdir. Konservativ yoki invaziv davolashdan keyin bemorning klinik holati muntazam tekshiriladi. EKK, laboratoriya tahlillari (CRP, ESR, leykotsitlar) va EKG natijalari baholanadi. Surunkali va qaytalanuvchi perikarditlarda monitoring uzoq muddatli bo'lib, perikardial effuziya, qistiruvchi jarayonlar va tamponad xavfi nazorat qilinadi.

Perikardit asoratlari – tamponad, qistiruvchi perikardit, perikardial effuziya, aritmiya, infeksion va neoplastik o'zgarishlar – bemorning salomatligi uchun jiddiy xavf tug'diradi. Asoratlarni oldini olish uchun perikarditni o'z vaqtida aniqlash, samarali davolash, klinik monitoring va profilaktik yondashuvlar muhimdir. Shu bilan birga, bemorlarning hayot sifati va jismoniy faolligini saqlash uchun individual davolash strategiyasi ishlab chiqiladi.

Perikarditning kechishi natijasida yuzaga keladigan asoratlarni oldini olish nafaqat davolash samaradorligini oshiradi, balki bemorning hayot sifatini yaxshilaydi va surunkali kasalliklar rivojlanishini kamaytiradi. Bu bosqichda asoratlarni oldini olish strategiyalari, monitoring va profilaktik yondashuvlar batafsil ko'rib chiqiladi.

Tamponad profilaktikasi – eng muhim vazifa hisoblanadi. Perikardial effuziya yig'ilishiga olib keladigan har qanday perikarditda bemor tezkor nazorat ostida bo'lishi kerak. EKK orqali effuziya hajmi va yurak qisqarishining holati muntazam tekshiriladi. Agar effuziya ko'payayotgan bo'lsa, perikardial paratsentez erta bosqichda amalga oshiriladi. Bu tamponad rivojlanishining oldini oladi va bemorning hayotini xavf ostidan chiqaradi.

Qistiruvchi perikarditning oldini olish surunkali va qaytalanuvchi perikarditda katta ahamiyatga ega. Konservativ davolash – NSAID, kolxitsin va immunosupressiv terapiya – yallig'lanish jarayonini pasaytiradi va fibroz jarayonlarni sekinlashtiradi. Surunkali perikarditda jismoniy faollik cheklanishi, stressni kamaytirish va yaxshi ozuqa strategiyasi fibrozning oldini olishga yordam beradi. Shu bilan birga, muntazam EKK va MRI tekshiruvlari perikard qatlamlarining qalinlashishini erta aniqlash imkonini beradi.

Infeksion asoratlarni oldini olish uchun antibiotik terapiyasi to'g'ri va vaqtida qo'llanishi muhimdir. Jarrohlik, travma yoki purulent perikarditda parenteral antibiotiklar bilan birga perikardial suyuqlikning vaqtida chiqarilishi infektsiya tarqalishini oldini oladi. Shuningdek, bemorning umumiy immun holatini yaxshilash, yuqumli kasalliklardan himoyalanish va steril sharoitlarda jarrohlik amaliyotini amalga oshirish profilaktika choralarini kuchaytiradi.

Neoplastik asoratlarni oldini olish uchun malign kasallikni erta aniqlash va kompleks terapiya qo'llanadi. Kimyoterapiya, radiatsion terapiya va perikardial drenaj birgalikda qo‘llanilishi natijasida perikardial effuziya va tamponad xavfi kamayadi. Shu bilan birga, bemorning umumiy salomatligi va boshqa organlar funktsiyasi monitoring qilinadi, bu jarayonni individualizatsiyalash imkonini beradi.

Aritmiya va ritm buzilishlarini oldini olishda yurak ritmi monitoringi muhim rol o‘ynaydi. Surunkali qistiruvchi perikardit va qaytalanuvchi epizodlarda Holter-monitoring yordamida ritm buzilishlari erta aniqlanadi va zarur hollarda antiaritmik davolash qo‘llanadi. Yurak ritmini barqarorlashtirish tamponad va yurak qisqarishining cheklanishi kabi asoratlarni kamaytiradi.

Qo‘shimcha profilaktik yondashuvlar simptomatik va hayot sifatini yaxshilashga qaratilgan. Masalan, analgetiklar va antipyretiklar og‘riq va isitmani kamaytiradi, stressni nazorat qilish yallig‘lanish jarayonini sekinlashtiradi. Surunkali perikarditda bemorlarni jismoniy faoliyatni nazorat qilish, stressni kamaytirish va sog‘lom turmush tarziga rioya qilish tavsiya etiladi. Shu bilan birga, dieta va immunitetni mustahkamlash ham yallig‘lanish jarayonini kamaytiradi va qaytalanuvchi epizodlarning oldini oladi.

Monitoring va keyingi kuzatuv perikardit asoratlarini kamaytirishda muhimdir. Konservativ yoki invaziv davolashdan so'ng bemor EKK, laboratoriya tahlillari va klinik simptomlar bo'yicha muntazam tekshiriladi. Surunkali va qaytalanuvchi perikarditda monitoring uzoq muddatli bo'lib, perikardial effuziya, qistiruvchi jarayonlar va tamponad xavfi nazorat qilinadi. Shu bilan birga, bemorning hayot sifati, jismoniy faolligi va psixologik holati baholanadi, davolash protokoli kerak bo'lsa moslashtiriladi.

Yangi davolash va profilaktika usullari biologik dorilar va immunomodulyatorlar orqali amalga oshirilmoqda. Interleukin-1 (IL-1) inhibitörleri surunkali va qaytalanuvchi perikarditda yallig'lanish mediatorlarini pasaytiradi va epizodlarni kamaytiradi. Shu bilan birga, virusli perikarditda antiviral terapiya qo'llanilishi mumkin, bu yallig'lanish jarayonini tezlashtiradi va tamponad xavfini kamaytiradi.

Xulosa qilib aytganda, perikardit asoratlarini oldini olish kompleks va ko'p qirrali yondashuvni talab qiladi. Tamponad, qistiruvchi perikardit, perikardial effuziya, aritmiya, infeksion va neoplastik o'zgarishlarning oldini olish uchun diagnostika, davolash, monitoring va profilaktik yondashuvlar birgalikda qo'llaniladi. Bemorlarni individualizatsiyalash, klinik monitoring va zamonaviy davolash usullarini qo'llash perikardit asoratlarini kamaytirish va bemor salomatligini saqlashga yordam beradi.

10-MAVZU. Perikarditlar prognozi va klinik kuzatuv

Perikarditlar prognozi kasallik turiga, etiologiyasiga, davolash samaradorligiga va bemorning umumiy holatiga bog‘liq. Prognozni aniqlash va kuzatuvni tashkil qilish surunkali va qaytalanuvchi epizodlarning oldini olish, asoratlar rivojlanish xavfini kamaytirish va bemorning hayot sifatini yaxshilashda muhimdir.

Perikardit prognozi odatda yengil virusli va seroz shakllarda ijobiy hisoblanadi. Ko‘pchilik bemorlar konservativ davolash – NSAID, kolxitsin va simptomatik terapiya bilan to‘liq sog‘ayadi. Virusli perikarditlarda o‘z-o‘zidan tuzatuvchi jarayon tez-tez uchraydi, lekin muntazam monitoring talab qilinadi. Bemorlarni dastlabki 1–2 hafta davomida klinik kuzatish yallig‘lanish jarayoni va suyuqlik yig‘ilishini aniqlashga yordam beradi.

Qaytalanuvchi va surunkali perikardit prognozi murakkablashadi. Qaytalanuvchi epizodlar soni, yallig'lanish darajasi va perikardial effuziya mavjudligi prognozni aniqlashda asosiy omillardir. Kolxitsin bilan davolash qaytalanuvchi epizodlar sonini sezilarli darajada kamaytiradi. Kortikosteroidlar esa faqat konservativ davolashga javob bermagan bemorlarda qo'llaniladi, chunki ularning uzoq muddatli qo'llanilishi perikarditni kuchaytirishi va asoratlarni rivojlantirishi mumkin.

Purulent va bakterial perikardit prognozi tezkor va samarali davolashga bog'liq. Antibiotiklar va perikardial paratsentez bilan davolash natijasida ko'pchilik bemorlar sog'ayadi, lekin tamponad rivojlanishi va surunkali qistiruvchi perikardit xavfi mavjud. Shu sababli ushbu bemorlar intensiv monitoring ostida bo'lishi kerak. Klinik kuzatuv, laboratoriya tahlillari va EKK yordamida bemorning holati muntazam baholanadi.

Neoplastik perikardit prognozi esa asosiy malign kasallikning holatiga bog'liq. Perikardial effuziya va tamponad tez-tez qaytalansa, bemorning hayot sifati pasayadi. Bu holatda kompleks terapiya – kimyoterapiya, radiatsion terapiya va perikardial drenaj – prognozni yaxshilashga yordam beradi. Shu bilan birga, bemorlar klinik kuzatuv ostida bo'lishi lozim, chunki asoratlar tez rivojlanadi va davolash strategiyasini o'zgartirish talab qilinadi.

Klinik kuzatuvning ahamiyati shundan iboratki, bemorlar davolash jarayonida va undan keyin muntazam nazorat qilinadi. Bosqichma-bosqich kuzatuv yallig'lanish jarayoni, perikardial effuziya hajmi, qistiruvchi jarayonlar va tamponad xavfini aniqlash imkonini beradi. Klinik kuzatuvga quyidagi komponentlar kiradi: bemorning simptomlarini monitoring qilish (dyspnoe, charchoq, ko'krak og'rig'i), EKK va MRI tekshiruvlari, laboratoriya tahlillari (CRP, ESR, leykotsitlar) va EKG monitoringi.

Surunkali perikardit va qistiruvchi jarayonlarda kuzatuv uzoq muddatli bo'lishi kerak. Perikard qatlamlarining qalinligi, suyuqlik yig'ilishi va yurak qisqarishining cheklanishi muntazam baholanadi. Shu bilan birga, bemorning jismoniy faolligi va hayot sifati kuzatiladi. Bemorlarni psixologik qo'llab-quvvatlash, stressni kamaytirish va sog'lom turmush tarziga rioya qilish qaytalanuvchi epizodlar xavfini kamaytiradi.

Prognozni baholashda individual omillar muhim rol o'ynaydi. Bemorning yoshi, boshqa surunkali kasalliklar mavjudligi, yurak va buyrak funksiyasi, davolashga javob va etiologik sabablar prognozni belgilaydi. Masalan, yosh bemorlar virusli perikarditdan tez tiklanadi, surunkali va qaytalanuvchi perikardit esa ko'proq kattalar va immun tizimi zaif bemorlarda uchraydi.

Perikardit prognozi kasallik turiga, davolash samaradorligiga va bemorning individual xususiyatlariga bog'liq. Yengil virusli va seroz perikarditlarda ijobiy prognoz kuzatiladi, qaytalanuvchi, surunkali va purulent shakllarda esa monitoring va kompleks davolash zarur. Klinik kuzatuv perikardial effuziya, qistiruvchi jarayonlar, tamponad va ritm buzilishlarini erta aniqlash, davolashni moslashtirish va bemor hayot sifatini yaxshilash imkonini beradi.

Perikarditlar prognozini yaxshilash va asoratlar xavfini kamaytirish uchun klinik kuzatuvning tizimli va individual yondashuvi muhimdir. Bu bosqichda bemorning holati nafaqat davolash jarayonida, balki sog'ayishdan keyin ham muntazam nazorat qilinadi. Kuzatuv perikardial effuziya, qistiruvchi jarayonlar, tamponad va qaytalanuvchi epizodlar xavfini erta aniqlashga yordam beradi.

Klinik kuzatuv dasturi bemorning kasallik turi, yoshi, boshqa surunkali kasalliklar va davolashga javobiga qarab individual ravishda belgilanadi. Virusli va yengil seroz perikarditlarda dastlabki bir necha hafta muntazam klinik tekshiruv talab qilinadi, shu jumladan: ko'krak og'rig'i, dyspnoe, charchoq, yurak urishining o'zgarishi monitoring qilinadi. Laboratoriya tahlillari – CRP, ESR va leykotsitlar yallig'lanish darajasini baholashda yordam beradi. EKK yordamida perikardial effuziya va tamponad xavfi nazorat qilinadi.

Surunkali va qaytalanuvchi perikarditda klinik kuzatuv uzoq muddatli bo'lishi kerak. Kolxitsin va kortikosteroidlar bilan davolangan bemorlar muntazam ravishda simptomlar, EKK, MRI va laboratoriya natijalarini tekshiradi. Surunkali perikarditda jismoniy faollikni cheklash, stressni kamaytirish va sog'lom turmush tarzini saqlash qaytalanuvchi epizodlarning oldini olishga yordam beradi. Shu bilan birga, bemorlarni psixologik qo'llab-quvvatlash ham ijobiy ta'sir ko'rsatadi.

Tamponad rivojlanishining oldini olish uchun perikardial effuziya yig'ilishi erta bosqichda aniqlanishi kerak. Perikardial paratsentez effuziya miqdori ko'p bo'lganda amalga oshiriladi. Klinik kuzatuv tamponad belgilarini, jumladan, arterial bosim pasayishi, jugular venalarning kengayishi va pulsus paradoxus holatini baholashga imkon beradi. Tezkor aralashuv bemorning hayotini saqlashga yordam beradi.

Qistiruvchi perikarditning oldini olishda perikard qatlamlarining fibrozlanishi va qattiqlashishini kamaytirish muhimdir. Surunkali yallig'lanish jarayonini pasaytirish uchun konservativ davolash – NSAID, kolxitsin va immunosupressiv terapiya – qo'llanadi. Shu bilan birga, bemorlarni jismoniy faollik va dietaga rioya qilish, stressni kamaytirish, va muntazam monitoring bilan kuzatish qistiruvchi jarayonlarning rivojlanish xavfini sezilarli darajada kamaytiradi.

Neoplastik perikardit va purulent asoratlar klinik kuzatuvni yanada murakkablashtiradi. Malign kasalliklar va infektsion perikarditlarda davolash jarayonida bemorlar intensiv nazorat ostida bo'lishi kerak. Perikardial drenaj tizimi, antibiotiklar, kimyoterapiya va radiatsion terapiya kombinatsiyasi orqali asoratlar xavfi kamaytiriladi. Shu bilan birga, bemorning boshqa organlari va umumiy immun holati muntazam baholanadi.

Yangi davolash va profilaktik usullar klinik kuzatuv bilan uyg'unlashgan holda qo'llaniladi. Biologik dorilar – interleukin-1 (IL-1) inhibitörleri – surunkali va qaytalanuvchi perikarditda yallig'lanish jarayonini pasaytiradi va qaytalanuvchi epizodlarning oldini oladi. Virusli perikarditda esa antiviral terapiya bemorlarning tiklanish jarayonini tezlashtiradi va tamponad xavfini kamaytiradi.

Prognoz va hayot sifati bahosi klinik kuzatuvning asosiy qismidir. Bemorning sog'ayish jarayoni, jismoniy faollik darajasi, asoratlarning rivojlanish xavfi va psixologik holati baholanadi. Surunkali perikardit va qaytalanuvchi epizodlar mavjud bo'lsa, uzoq muddatli monitoring va davolash protokoli individualizatsiyalashgan bo'ladi. Shu bilan birga, bemorning hayot sifati va ishlash qobiliyati klinik kuzatuv natijalariga asoslanib optimallashtiriladi.

Xulosa qilib aytganda, perikarditlar prognozi va klinik kuzatuv bemorning umumiy holati, kasallik turi va davolash samaradorligiga bog'liq. Klinik kuzatuv tamponad, qistiruvchi jarayonlar, perikardial effuziya va qaytalanuvchi epizodlarni erta aniqlash, davolashni moslashtirish va bemorning hayot sifatini yaxshilash imkonini beradi. Yangi biologik dorilar va profilaktik yondashuvlar bilan birgalikda muntazam monitoring perikardit asoratlarini kamaytirish va prognozni yaxshilashga yordam beradi.

XULOSA

Perikarditlar, ularning turlari, etiologiyasi, klinik ko'rinishi, diagnostika va davolash usullari bo'yicha o'rganilgan ma'lumotlar umumlashtirilganda, ushbu kasalliklar yurakning perikardial qatlami va organizmning umumiy holati uchun muhim ahamiyatga ega ekanligi aniq bo'ladi. Perikarditlarning etiologiyasi juda xilma-xil bo'lib, virusli, bakterial, neoplastik, autoimmun va travmatik omillarni o'z ichiga oladi. Har bir etiologik faktor kasallikning klinik ko'rinishi, asoratlar xavfi va davolash strategiyasini belgilashda muhim rol o'ynaydi.

Klinik belgilari va simptomatika, jumladan, ko'krak og'rig'i, dyspnoe, charchoq va yurak ritmi buzilishlari, perikarditni erta bosqichda aniqlash imkonini beradi. Shu bilan birga, ba'zi surunkali yoki qaytalanuvchi perikardit shakllari bemorda yallig'lanish jarayonining uzoq davom etishiga va qistiruvchi jarayonlarning rivojlanishiga olib keladi. Shuning uchun bemorlarni muntazam klinik kuzatuv ostida ushlash, EKK, laboratoriya va radiologik tekshiruvlarni o'z vaqtida amalga oshirish zarur.

Diagnostika usullari – EKK, MRI, CT, EKG, laboratoriya tahlillari va perikardial suyuqlikning analizlari – bemorning kasallik holatini aniq baholashga yordam beradi. Bu diagnostika vositalari perikardial effuziya, qistiruvchi perikardit, tamponad va boshqa asoratlarni aniqlashda juda samarali. Shu bilan birga, diagnostika natijalari davolash usullarini tanlash va bemorning individual xususiyatlariga moslashtirish imkonini beradi.

Davolash strategiyasi konservativ va invaziv yondashuvlarni o'z ichiga oladi. Konservativ davolash NSAID, kolxitsin, kortikosteroidlar va antibiotiklarni qo'llash orqali yallig'lanish jarayonini kamaytiradi va simptomlarni engillashtiradi. Invaziv davolash – perikardial paratsentez, perikardial drenaj va perikardektomiya – perikardial effuziya, tamponad va qistiruvchi jarayonlarda zarur bo'ladi. Har bir davolash turi bemorning kasallik shakli, yoshi, umumiy sog'liq holati va asoratlar xavfiga qarab individual ravishda tanlanadi.

Perikarditlarda asoratlar – tamponad, qistiruvchi perikardit, perikardial effuziya, ritm buzilishlari, infeksion va neoplastik o'zgarishlar – bemorning hayot sifatini va yurak funksiyasini sezilarli darajada pasaytiradi. Shu sababli asoratlarning oldini olish, erta tashxis va samarali davolash bilan chambarchas bog'liq. Klinika va laboratoriya monitoringi, jismoniy faollikni cheklash, stressni kamaytirish va immunitetni mustahkamlash asoratlarni kamaytirishga yordam beradi.

Prognoz perikardit shakli va etiologiyasiga bog'liq. Virusli va seroz shakllarda ijobiy prognoz kuzatiladi, konservativ davolashga javob beruvchi bemorlar to'liq sog'ayadi. Qaytalanuvchi, surunkali va purulent shakllarda prognoz murakkablashadi, shuning uchun klinik kuzatuv, individualizatsiyalangan davolash va profilaktik yondashuv zarur. Shu bilan birga, neoplastik perikardit va surunkali qistiruvchi jarayonlarda kompleks davolash va monitoring prognozni yaxshilashda asosiy vositadir.

Bemorlarning hayot sifatini saqlash va qaytalanuvchi epizodlarning oldini olishda profilaktik yondashuvlar muhim rol o'ynaydi.

Virusli va bakterial infektsiyalardan keyingi monitoring, jismoniy faollikni nazorat qilish, stressni kamaytirish, sog'lom turmush tarziga rioya qilish va immunsupressiv terapiya – qaytalanuvchi va surunkali perikardit xavfini kamaytiradi. Shu bilan birga, biologik dorilar va yangi immunomodulyatorlar surunkali va qaytalanuvchi perikarditda istiqbolli yondashuvlar sifatida ko'rilmoqda.

Perikarditlar – turli etiologiyali, klinik ko'rinishi va asoratlari bilan murakkab kasalliklar bo'lib, ularning o'z vaqtida tashxisi, individual davolash, klinik kuzatuv va profilaktik chora-tadbirlar bemorning hayot sifati va yurak funksiyasini saqlashda muhim ahamiyatga ega. Surunkali va qaytalanuvchi perikarditlarda yangi biologik va immunomodulyator terapiyalar istiqbolli bo'lib, konservativ va invaziv davolash bilan kombinatsiyalashgan holda qo'llaniladi.

Perikarditlar va ularning asoratlari bo'yicha o'rganilgan ma'lumotlar asosida, bemorning individual xususiyatlariga qarab yondashuv zarurligi yanada aniq ko'rinadi. Perikarditlarni samarali boshqarish faqatgina davolashga emas, balki prognoz, klinik kuzatuv, profilaktika va bemor hayot sifatini yaxshilashga qaratilgan kompleks yondashuvni talab qiladi.

Klinik kuzatuvning davomiyligi perikardit turiga va davolashga javobga bog'liq. Virusli va seroz perikarditlarda kuzatuv dastlabki 4–6 hafta davomida intensiv bo'lishi kerak, so'ngra bemor yillar davomida yengil monitoring ostida bo'lishi mumkin. Surunkali va qaytalanuvchi perikarditda esa monitoring uzoq muddatli bo'lib, har oy yoki har chorakda klinik tekshiruv, EKK va laboratoriya tahlillari amalga oshiriladi. Shu bilan birga, MRI va CT tekshiruvlari perikardial fibroz, effuziya va qistiruvchi jarayonlarni aniqlashda qo'llaniladi.

Asoratlar xavfini kamaytirish uchun profilaktik choralar muhim ahamiyatga ega. Virusli, bakterial yoki travmatik etiologiya aniqlanganda, erta davolash, antibiotiklar yoki antiviral terapiya, perikardial suyuqlikni vaqtida chiqarish – tamponad va purulent jarayonlarni kamaytiradi. Surunkali perikarditda kolxitsin va NSAIDlar yallig'lanish jarayonini kamaytiradi, qistiruvchi jarayonlar xavfini pasaytiradi. Kortikosteroidlar esa faqat konservativ davolashga javob bermagan bemorlarda qo‘llanadi, chunki ularning uzoq muddatli qo‘llanilishi qaytalanuvchi epizod xavfini oshiradi.

Bemor hayot sifati va jismoniy faollik kuzatuvning muhim qismidir. Surunkali yoki qaytalanuvchi perikarditda bemorlarni ortiqcha jismoniy faollikdan saqlash, stressni kamaytirish va psixologik qo‘llab-quvvatlash tavsiya etiladi. Shu bilan birga, bemorning dietasi, immun tizimi va umumiy sog‘liq holati nazorat qilinadi. Jismoniy va psixologik jihatdan sog‘lom bemorlar qaytalanuvchi epizodlar xavfini sezilarli darajada kamaytiradi.

Yangi davolash usullari – biologik dorilar va immunomodulyator terapiya – surunkali va qaytalanuvchi perikarditni boshqarishda istiqbolli vositalar hisoblanadi. Interleukin-1 (IL-1) inhibitörleri yallig‘lanish jarayonini pasaytiradi va qaytalanuvchi epizodlar sonini kamaytiradi. Shu bilan birga, virusli perikarditda antiviral terapiya bemorning tiklanish jarayonini tezlashtiradi va tamponad xavfini kamaytiradi. Bular klinik kuzatuv bilan uyg‘unlashganda maksimal samaradorlikni beradi.

Prognoz va individual yondashuv perikarditlarni boshqarishda muhim omillardir. Virusli va yengil seroz perikarditlarda prognoz ijobiy bo'lib, konservativ davolash ko'pchilik bemorlar uchun yetarli. Surunkali, qaytalanuvchi, purulent va neoplastik perikarditlarda esa uzoq muddatli monitoring, individualizatsiyalangan davolash va profilaktik yondashuv zarur. Bemorning yosh, boshqa surunkali kasalliklar, yurak va buyrak funksiyasi, davolashga javob va etiologik sabablar prognozga sezilarli ta'sir qiladi.

Klinik kuzatuv orqali asoratlarni aniqlash – tamponad, qistiruvchi perikardit, perikardial effuziya, ritm buzilishlari va neoplastik o'zgarishlar – erta bosqichda amalga oshiriladi. Bu bemorlarni hayotiy xavfdan saqlash, davolash strategiyasini tezkor o'zgartirish va surunkali jarayonlarning rivojlanishini kamaytirish imkonini beradi. Shu bilan birga, bemorning hayot sifati va jismoniy faolligi monitoring natijalari asosida optimallashtiriladi.

Yakuniy xulosa shundan iboratki, perikarditlar murakkab, ko'p etiologiyali va klinik ko'rinishlarga ega kasalliklar bo'lib, ularni boshqarish uchun kompleks yondashuv talab etiladi. Klinik kuzatuv, profilaktika, individual davolash va yangi biologik terapiyalar bemorning prognozini yaxshilash, asoratlarni kamaytirish va hayot sifatini oshirishda muhim rol o'ynaydi. Shuningdek, bemorlarni jismoniy va psixologik jihatdan qo'llab-quvvatlash qaytalanuvchi epizodlarning oldini olishga yordam beradi.

Perikarditlarni boshqarishda ilmiy yondashuv, individualizatsiya, monitoring va yangi davolash usullarini qo'llash klinik natijalarni sezilarli darajada yaxshilashga imkon beradi, bemorlarning hayot sifati va yurak sog'lig'ini saqlashga yordam beradi. Shu bilan birga, sog'lom turmush tarzi, stressni nazorat qilish va bemorning immun tizimini mustahkamlash kasallikning surunkali shakllarini kamaytirishga xizmat qiladi.

TEST SAVOLLARI

1. Perikardit nima?
   A) Yurak mushagining yallig‘lanishi
   B) Perikardial qop yallig‘lanishi
   C) Yurak qopqog‘ining yallig‘lanishi
   D) Arteriya devori yallig‘lanishi
2. Eng ko‘p uchraydigan virusli perikardit turi qaysi?
   A) Enteroviruslar
   B) Herpesvirus
   C) Adenovirus
   D) Influenza
3. Perikardial effuziya nima?
   A) Yurak mushagidagi qon to‘planishi
   B) Perikardial qop ichida suyuqlik yig‘ilishi
   C) Arteriya torayishi
   D) Qon bosimining ko‘tarilishi
4. Qistiruvchi perikarditning asosiy belgilari qaysi?
   A) Tez-tez charchoq va dyspnoe
   B) Yurak urishining tezlashishi

C) Qorin og‘rig‘i
D) Ko‘krak sohasida to‘satdan og‘riq

5. Tamponad xavfi qaysi holatda eng yuqori bo‘ladi?
A) Seroz perikarditda
B) Perikardial effuziya tez yig‘ilganda
C) Virusli perikarditda
D) Surunkali perikarditda
6. Perikarditning etiologiyasi qaysilarni o‘z ichiga oladi?
A) Virusli, bakterial, autoimmun, travmatik
B) Faqat virusli
C) Faqat neoplastik
D) Faqat travmatik
7. Surunkali perikarditni davolashda qaysi dori ishlatiladi?
A) NSAID
B) Kolxitsin
C) Kortikosteroid
D) Barchasi to‘g‘ri
8. Qaytalanuvchi perikardit xavfini kamaytirish uchun qaysi chora muhim?
A) Jismoniy faollikni cheklash
B) Kolxitsin qo‘llash
C) Stressni kamaytirish
D) Barchasi

9. Perikarditni tashxislashda qaysi usul eng muhim hisoblanadi?
   A) EKG
   B) EKK
   C) MRI
   D) Barchasi birgalikda
10. Purulent perikarditda birinchi navbatda nima qilinadi?
   A) NSAID beriladi
   B) Antibiotik va perikardial paratsentez
   C) Kortikosteroidlar beriladi
   D) Jismoniy faollik oshiriladi
11. Perikarditning eng keng tarqalgan klinik belgisi?
   A) Ko‘krak og‘rig‘i
   B) Qorin og‘rig‘i
   C) Qo‘l og‘rig‘i
   D) Bosh og‘rig‘i
12. Qistiruvchi perikardit natijasida qaysi asorat rivojlanadi?
   A) Arterial hipertoniya
   B) Tamponad
   C) Qorin shishishi
   D) Miokard infarkti
13. **Perikarditlarda laboratoriya ko‘rsatkichlari orasida eng muhimlari:**
   A) Glyukoza va lipidlar

B) CRP va ESR
C) Kreatinin va AST
D) TSH va T4

14. Neoplastik perikarditning asosiy xavfi?
A) Surunkali qistiruvchi jarayon
B) Perikardial effuziya va tamponad
C) Aritmiya
D) Qorin shishishi

15. Surunkali perikarditda jismoniy faollikni cheklashning asosiy sababi?
A) Qaytalanuvchi epizodlar xavfi
B) Ko'krak og'rig'i
C) Arterial bosim pasayishi
D) Qorin og'rig'i

16. Virusli perikardit odatda qanday yo'l bilan tuzaladi?
A) Jarrohlik aralashuv bilan
B) Konservativ davolash bilan va o'z-o'zidan
C) Kortikosteroidlar bilan
D) Immunoterapiya bilan

17. Kolxitsin qaysi turdagi perikarditda qo'llanadi?
A) Virusli perikardit
B) Qaytalanuvchi va surunkali perikardit
C) Purulent perikardit
D) Neoplastik perikardit

18. Kortikosteroidlar qachon tavsiya etiladi?
A) Barcha perikarditlarda
B) Virusli perikarditda
C) Konservativ davolashga javob bermagan holatda
D) Purulent perikarditda

19. Tamponad xavfini kamaytirish uchun qaysi usul ishlatiladi?
A) Kortikosteroidlar
B) Perikardial paratsentez va drenaj
C) Kolxitsin
D) Stressni kamaytirish

20. MRI va CT tekshiruvlarining vazifasi?
A) Perikardial effuziya va fibrozni aniqlash
B) Qon bosimini o‘lchash
C) Jismoniy faollikni baholash
D) Laboratoriya tahlilini o‘tkazish

21. Bakterial perikarditning eng xavfli shakli qaysi?
A) Virusli
B) Purulent
C) Seroz
D) Surunkali

22. Perikardit bilan kasallangan bemorlarni kuzatishda eng muhim ko‘rsatkichlar?
A) Qon bosimi va yurak urishi
B) Ko‘krak og‘rig‘i va dyspnoe

C) CRP, ESR va EKK natijalari
D) Barchasi

23. Perikardial suyuqlikning tez yig'ilishi qaysi asoratni keltirib chiqaradi?
A) Arterial hipertoniya
B) Tamponad
C) Surunkali perikardit
D) Qistiruvchi perikardit

24. Surunkali perikarditda qaytalanuvchi epizodlar xavfini kamaytirish uchun nimalar qilinadi?
A) NSAID va kolxitsin qo'llash
B) Jismoniy faollikni cheklash
C) Stressni kamaytirish
D) Barchasi

25. Purulent perikarditni davolashda asosiy terapiya?
A) NSAID
B) Antibiotiklar va perikardial paratsentez
C) Kortikosteroidlar
D) Kolxitsin

26. Virusli perikarditda davo odatda qancha davom etadi?
A) 1–2 kun
B) 1–2 hafta
C) 2–6 hafta
D) 6 oy

27. Qistiruvchi perikardit qaysi jarayondan kelib chiqadi?
A) Surunkali yallig‘lanish va fibroz
B) Virusli infektsiya
C) Arterial bosim oshishi
D) Qon ivishining buzilishi

28. Neoplastik perikarditda davolash yondashuvi?
A) NSAIDlar
B) Kimyoterapiya, radiatsiya va perikardial drenaj
C) Jismoniy faollikni oshirish
D) Kortikosteroidlar

29. Klinika va laboratoriya monitoringining ahamiyati?
A) Perikardial effuziya va tamponadni erta aniqlash
B) Faqat laboratoriya o‘lchash
C) Faqat klinik belgilarni baholash
D) Hech biri

30. Perikardial effuziya bilan og‘rigan bemorlarni kuzatishda nimalar muhim?
A) Ko‘krak og‘rig‘i va dyspnoe monitoringi
B) EKK va CRP tahlili
C) Tamponad belgilarini kuzatish
D) Barchasi

31. Surunkali perikarditda stressni kamaytirishning roli?
A) Qaytalanuvchi epizod xavfini kamaytiradi
B) Tamponadni oldini oladi
C) Qistiruvchi jarayonlarni kamaytiradi
D) Hech qanday ta'sir qilmaydi
32. Biologik dorilar qaysi perikardit turida qo'llanadi?
A) Virusli perikardit
B) Surunkali va qaytalanuvchi perikardit
C) Purulent perikardit
D) Neoplastik perikardit
33. Interleukin-1 inhibitörleri nima maqsadda ishlatiladi?
A) Yallig'lanishni kamaytirish va qaytalanuvchi epizodlarni oldini olish
B) Qon bosimini pasaytirish
C) Jismoniy faollikni oshirish
D) Qorin og'rig'ini kamaytirish
34. Qaytalanuvchi perikarditda davolashda asosiy dori nima?
A) NSAID
B) Kolxitsin
C) Kortikosteroid
D) Antibiotik

35. Kortikosteroidlarning uzoq muddatli qo‘llanilishi qaysi xavfni oshiradi?
A) Qaytalanuvchi perikardit epizodlari
B) Tamponad
C) Arterial hipertoniya
D) Qorin shishishi

36. Tamponad belgilarini aniqlash uchun qaysi usul ishlatiladi?
A) EKG
B) EKK
C) MRI
D) Laboratoriya tahlillari

37. Surunkali qistiruvchi perikarditda qanday davolash muhim?
A) Jismoniy faollikni oshirish
B) Konservativ davolash va ba’zan jarrohlik
C) Faqat NSAIDlar
D) Faol monitoringsiz davolash

38. Perikardial effuziya miqdorini baholashda eng samarali usul?
A) Fizikal tekshiruv
B) EKK (ekokardiyografiya)
C) Laboratoriya tahlillari
D) Ko‘krak radiografiyasi

39. Virusli perikarditda profilaktika qanday amalga oshiriladi?

A) Stressni kamaytirish va immunitetni qo‘llab-quvvatlash
B) Antibiotiklar berish
C) Jarrohlik aralashuv
D) Kortikosteroidlar

40. Qaytalanuvchi perikarditda jismoniy faollikni nazorat qilishning maqsadi?
A) Tamponad xavfini kamaytirish
B) Qaytalanuvchi epizodlar xavfini kamaytirish
C) Qorin shishishini oldini olish
D) Qon bosimini oshirish

41. Purulent perikarditda vaqtida davolash nima uchun muhim?
A) Surunkali perikarditni oldini olish
B) Tamponad va sepsis xavfini kamaytirish
C) Virusli infektsiyani davolash
D) Arterial bosimni pasaytirish

42. Neoplastik perikarditda perikardial effuziya qachon xavf tug‘diradi?
A) Sekin yig‘ilganda
B) Tez yig‘ilganda va tamponad rivojlanganda
C) Qaytalanuvchi epizodlarda
D) Surunkali jarayonda

43. Surunkali perikarditda hayot sifatini saqlash uchun nimalar qilinadi?

A) Jismoniy faollikni cheklash, stressni kamaytirish, davo
B) Faqat jismoniy mashqlar
C) Faqat dorilar
D) Hech narsa qilinmaydi

44. Kolxitsin qaytalanuvchi perikardit xavfini qanday kamaytiradi?
A) Yallig'lanishni pasaytiradi
B) Qon bosimini oshiradi
C) Qorin shishishini kamaytiradi
D) Yurak urishini tezlashtiradi

45. Perikarditlarda psixologik qo'llab-quvvatlashning ahamiyati?
A) Qaytalanuvchi epizodlarni kamaytirish va hayot sifatini yaxshilash
B) Tamponadni oldini olish
C) Qorin shishishini kamaytirish
D) Faqat davo bilan birga

46. Kortikosteroidlar faqat qachon ishlatiladi?
A) Virusli perikarditda
B) Purulent perikarditda
C) Konservativ davolashga javob bermagan surunkali yoki qaytalanuvchi perikarditda
D) Har qanday perikarditda

47. Tamponad rivojlanishining tezligi nimaga bog'liq?
A) Perikardial effuziya miqdori va yig'ilish

tezligi
B) Jismoniy faollik
C) Qon bosimi
D) Dorilar

48. Surunkali perikarditda monitoring qanday chastotada bo‘lishi kerak?
A) Har oy yoki har chorakda
B) Faqat bir marta
C) Har yil
D) Hech qachon

49. Biologik dorilar qanday vazifani bajaradi?
A) Yallig‘lanishni kamaytirish va qaytalanuvchi epizodlar sonini kamaytirish
B) Qon bosimini oshirish
C) Jismoniy faollikni oshirish
D) Faqat virusli infektsiyani davolash

50. Perikarditlarda umumiy yakuniy yondashuv nima?
A) Faqat davo
B) Kompleks yondashuv: davolash, monitoring, profilaktika, psixologik qo‘llab-quvvatlash
C) Faqat jarrohlik
D) Faqat stressni kamaytirish

JAVOBLAR:

1-B, 2-A, 3-B, 4-A, 5-B, 6-A, 7-D, 8-D, 9-D, 10-B, 11-A, 12-B, 13-B, 14-B, 15-A, 16-B, 17-B, 18-C, 19-B, 20-A, 21-B, 22-D, 23-B, 24-D, 25-B, 26-C, 27-A, 28-B, 29-A, 30-D, 31-A, 32-B, 33-A, 34-B, 35-A, 36-B, 37-B, 38-B, 39-A, 40-B, 41-B, 42-B, 43-A, 44-A, 45-A, 46-C, 47-A, 48-A, 49-A, 50-B

MUNDARIJA

KIRISH
1-MAVZU. Perikarditlar tushunchasi va epidemiologiyasi
2-MAVZU. Perikardning anatomiya va fiziologiyasi
3-MAVZU. Perikarditlarning turlari va tasnifi
4-MAVZU. Perikarditlarning etiologiyasi
5-MAVZU. Perikarditlarning patogenez va patomorfologiyasi
6-MAVZU. Klinik belgilari va simptomatika
7-MAVZU. Diagnostika usullari
8-MAVZU. Perikarditlarni davolash
9-MAVZU. Asoratlar va ularni oldini olish
10-MAVZU. Perikarditlar prognozi va klinik kuzatuv
XULOSA
TEST SAVOLLARI
FOYDALANILGAN ADABIYOTLAR

Printed at Repro India Ltd.